¡MUJERES AL PLACER!

Monica Branni

¡MUJERES AL PLACER!

Lo que mereces saber
acerca del sexo y el deseo

la esfera ⊕ de los libros

Primera edición: enero de 2026

ISBN: 978-84-1094-205-9
Depósito legal: M-23249-2025
Fotocomposición: Creative XML, S.L.U.
Impresión y encuadernación: Anzos
Impreso en España-*Printed in Spain*

Índice

TERCERA PARTE
EL PLACER A SOLAS Y COMPARTIDO

A mi familia, mi pareja y mis amistades, que nunca pierden la oportunidad de celebrar mis logros.
Mamá y papá, este libro no os autoriza a contarme vuestras experiencias sexuales.

Os quiero.

Prólogo

Si tienes este libro entre las manos probablemente sea porque tu viaje hacia una sexualidad sana y feliz (y divertida) no ha sido un camino de rosas, ¿verdad?

Puede que aún estés atravesando un mar de dudas, vergüenza e incertidumbre, incluso que te sientas sola en ocasiones. Probablemente te plantees preguntas como estas: ¿soy la única a la que le cuesta tener un orgasmo? ¿Es normal que no tenga tanto deseo? ¿Todo el mundo siente dolor en la penetración? O puede incluso que se te pase esto por la cabeza: «Tengo miedo de que mi pareja me deje si no tenemos sexo». Estas preguntas, e infinitas más, son las que recibo cotidianamente en consulta y a través de las redes sociales.

Me llamo Monica, soy psicóloga, sexóloga, divulgadora y he estado en tu lugar más de una vez.

Para empezar, soy una persona nacida en un cuerpo de mujer, lo cual es esencial para entender el porqué de este libro. Desde que tengo consciencia aprendí que la feminidad va de la mano de normas sociales y pronto me adapté a ellas, obedeciendo a expectativas de género, tomando decisiones que (ingenuamente) creía que nacían de mi libre albedrío, encajando en lo que pensaba que la sociedad esperaba de mí. Vamos, aprendí a vivir mi sexualidad y toda mi vida «siendo mujer», tal y como se nos explica que debería ser.

Incluso amoldé mi cuerpo al concepto de deseabilidad que había interiorizado. ¿Me vestía según mi gusto o según el de los demás? ¿Consideraba mi cuerpo atractivo según mi mirada o la de la sociedad? Y un largo etcétera que os ahorro, pero que no le ahorré a mi terapeuta.

Decidí escribir estas páginas como experta en salud sexual y como persona en un cuerpo femenino para contarte por qué nos avergüenza nuestra sexualidad, cómo deshacernos de las creencias que no nos permiten disfrutar libremente y para reivindicar el derecho al placer del que nos hemos privado hasta ahora. Pero, sobre todo, para conocernos y aceptar nuestra sexualidad tal y como es, con sus límites y potenciales, abrazando su unicidad.

Para ello es fundamental que tengamos acceso a información de calidad y poder así deconstruir todas esas convicciones que conforman nuestra idea de sexualidad y la encorsetan a frases cursis o tremendamente severas. Quédate con esta idea: ¡a más conocimiento, más potencial erógeno a explorar!

Además, la información científica será nuestra herramienta estrella para redibujar una visión realista y sana de la sexualidad. ¿De qué nos servirá? Pues para tener una mejor calidad en las relaciones y, por supuesto, una vida satisfactoria y plena. En definitiva, en este libro voy a condensar toda la divulgación sexual con la que necesitas contar para ser más libre y estar más cómoda con tu sexualidad.

Cada tema estará argumentado sobre la base de la investigación sexológica, con datos actualizados y contrastados por la literatura científica, sin información fuera de contexto ni estadísticas inventadas.

El propósito de cada capítulo es que te plantees nuevas dudas y saques aprendizajes inspiradores: al final de este viaje serás una persona diferente de la que eres ahora y, seguramente, te sentirás más libre, contectadx contigo mismx y feliz.*

---

* A lo largo de este libro, verás que en muchos casos utilizamos la letra «x» para referirnos a personas, profesiones o conceptos de manera no binaria. Esta elección no responde a una moda ni a una rigidez lingüística, sino al deseo profundo de nombrar sin excluir y de referirnos a todas las identidades posibles sin imponer una forma única de ser o existir. Sé que el lenguaje está vivo, que cambia, que se mueve a la vez que nos movemos tú y yo. Y, a pesar de que no sea lo más cómodo al leer, he escogido acompañar ese movimiento con este recurso, que transmite apertura a la diversidad. Donde aparezca la «x», léela con la voz que mejor resuene en ti.

Introducción

¿Por qué el placer femenino ha sido un tabú durante siglos?

El placer femenino ha sido un concepto controvertido, incluso escandaloso, a lo largo de toda la historia: las religiones y las sociedades priorizaron al hombre por encima de la mujer, promoviendo desigualdades y privilegios que, hoy en día, seguimos heredando. En la intimidad de nuestros dormitorios, también.

A este concepto se le dio el nombre de «patriarcado» y, con él, se legitimó el control sobre la sexualidad y los cuerpos de las mujeres —por no mencionar todo el espectro *queer*—. ¿Por qué el control en la esfera sexual también? Porque sentir placer significa tener el poder sobre nuestro cuerpo y deseos; tomar decisiones por y para nosotras mismas sin necesariamente complacer a los demás y, asimismo, sentirnos intensamente vivas. Claramente, todas estas implicaciones asustan, porque una persona con poder es libre e «indomable».

Para poder mantener los roles de género y así el equilibrio sociocultural, se empezaron a construir narrativas que justificaran la renuncia al placer en favor de otros valores, espirituales o conyugales, por ejemplo. Así, durante años se tejió la cultura de la represión sexual, en la que, si eras mujer, o sencillamente nacías con vulva, no había espacio para el deseo, el gozo ni la más mínima expresión de una sensualidad que no estuviese hecha a medida para complacer un ojo externo, el masculino.

Naturalmente, con el tiempo, revestimos todos esos aprendizajes, los normalizamos y hasta los promovimos en las generaciones posteriores: las madres enseñan a las hijas los códigos que ellas aprendieron e insisten en que se cumplan. Y es que pretender ser adecuadas para la sociedad no es ningún capricho ni frivolidad: es simple supervivencia.

Afortunadamente, los tiempos están cambiando y cada vez más sociedades están reivindicando los derechos sexuales, tanto en la vida privada como pública e institucional. Y tú, que estás ojeando este libro, eres parte de todo esto no solo como espectadora, sino como protagonista.

Represión y reivindicación: la revolución del placer

Cada generación de mujeres ha reivindicado, reprimido y ocultado el placer. Lo han hecho las madres, las abuelas, las bisabuelas y así hasta cuando tú quieras rebobinar. Por ello cada una de nosotras tiene una historia de placer distinta y parecida a la vez, marcada por leyes que no hemos construido, sino aprendido. Aun así, en la actualidad estamos viviendo una de las revoluciones sexuales más importantes de la historia; pero, antes de resumirla, te pongo en contexto.

Los movimientos de liberación sexual tuvieron su apogeo en las décadas de los sesenta y setenta, cuando las conversaciones se centraban en la visibilización del colectivo LGTB, la igualdad de género, la anticoncepción y el derecho al aborto, principalmente. Como resultado, se democratizó la píldora anticonceptiva y se encarriló la lucha por los derechos civiles. Pero, por supuesto, eso fue solo el inicio.

Con la era digital de finales de los noventa y los primeros dos mil, la reivindicación se extendió gracias a las tecnologías virtuales, que transformaron profundamente las interacciones sexuales y las formas de relacionarnos. Las redes sociales se pronunciaron masivamente acerca del *body positivity* y reivindicaron la posición de la mujer en el panorama laboral, social y cultural. De la misma forma, las nacientes aplicaciones de citas crearon una alternativa para conocer posibles parejas y, por otro lado, el consumo de pornografía —a pesar de los innumerables mensajes perjudiciales que transmite— permitió explorar la sexualidad de manera mucho más anónima y universal.

En en los últimos 20 años hemos asistido a otro enorme cambio en la mentalidad de la sociedad, especialmente en lo referente a la identidad de género y la atracción sexual. Cada vez hay más espacio para voces diversas: las identidades trans, no binarias, intersexuales, además de otras orientaciones sexoafectivas, están construyendo comunidades vivas y efervescentes.

Por otro lado, el movimiento #MeToo, que surgió en 2017, fue el epicentro del debate social contra el acoso y el abuso sexual que abrió las puertas a temas como el consentimiento, el deseo de mantener relaciones sexuales e, incluso, el ciberacoso.

Finalmente, os voy a contar una revolución sexual que viví de muy cerca y de la que fui, en parte, responsable. En el otoño de 2019 trabajaba en una importante empresa española de juguetes eróticos, cuyo propósito era impartir educación sexual a la vez que vendía *sex toys*. Gracias a una colaboración que realizamos con una creadora de contenido, rápida e inesperadamente detonó una verdadera revolución mediática: todo el mundo empezó a hablar del succionador de clítoris —popularmente conocido como *satisfyer*—, de la masturbación y del orgasmo, reivindicando el autoplacer más allá de la penetración y de las normas preestablecidas.

A partir de ese momento, no solo realicé más de 90 entrevistas en televisión, radio y periódicos de todo tipo, sino que los succionadores pasaron a formar parte de la cultura española: se hablaba de ellos en redes sociales, entre amigas e, incluso, en las familias (más de una hija le regaló el succionador a su madre y a su abuela por Navidades). Este fenómeno permitió una conversación completamente nueva: por fin, el placer dependía de nosotras, era nuestra responsabilidad y, sobre todo, nuestro derecho.

La sociedad «orgasmocéntrica» y la respuesta sexual

A pesar de haber cruzado muchas líneas que hasta hace diez años eran tabú, aún falta mucho camino por recorrer. Uno de los temas que sigue generando controversia es el orgasmo. ¿Todo el mundo tiene orgasmos? ¿Sin orgasmo hay sexo? ¿Por qué nos resulta más fácil alcanzarlo a solas que en pareja? Son solo algunas de las preguntas que te habrás planteado a lo largo de tu vida. Yo también.

Como podrás deducir, un momento tan efímero como el clímax tiene un rol central en nuestra sexualidad, mientras que todo lo demás pasa a un segundo plano: no es tan habitual cuestionarnos si estamos suficientemente excitadas cuando tenemos sexo, si deseamos las relaciones que tenemos, ni siquiera si nos lo estamos pasando bien. Eso, generalmente, no determina si hemos tenido (buen) sexo, a pesar de que la relación dure mucho más y dé más forma a la experiencia erótica que solo el clímax.

Podríamos decir que vivimos en una sociedad «orgasmocéntrica». Y, obviamente, eso nos genera presión para alcanzar y «proporcionar» orgasmos. Piénsalo: si el sexo tiene un objetivo y eso nos reconforta porque nos hace sentir «buenas en la cama», incluso deseables, lo normal es que estemos «actuando» de la mejor manera posible para alcanzar esa meta. Por lo tanto, haremos lo que sea necesario para complacer las expectativas de otras personas y nos olvidaremos cada vez más de escucharnos. De escuchar nuestro cuerpo, necesidades y deseos.

De esta forma, sin darnos cuenta, cada vez que tenemos sexo nos alejamos del placer.

La brecha del placer (*orgasm gap*)

Seguro que te suena el concepto de brecha salarial: implica que hay una distancia económica entre lo que gana un grupo de personas que reúne determinadas características y lo que ingresa otro grupo que no cumple con ellas.

Con el placer erótico pasa un poco lo mismo: en sexología existe un concepto llamado *orgasm gap*, o «brecha orgásmica», que indica la diferencia en el número de orgasmos entre colectivos, tanto por género como por orientación sexual. Dicho de otra forma, estadísticamente, los hombres cis tienen más orgasmos en sus relaciones sexuales que las mujeres cis. (El término «cis» —del latín *cis*, que significa «de este lado»— es lo contrario de «trans»: indica que el género que se te ha asignado al nacer —femenino, por ejemplo— concuerda con tu identidad de género, o sea, el que tú sientes subjetivamente —mujer, por ejemplo—).

Hasta la ciencia estudió este fenómeno en personas cis y, para que te hagas una idea más precisa, aquí va una estadística: los hombres heterosexuales reportan que casi siempre alcanzan el orgasmo durante la relación sexual (95 por ciento), seguidos por los hombres homosexuales (89 por ciento) y los hombres bisexuales (88 por ciento). Mientras, las mujeres juegan en otra liga: las que experimentan más placer y orgasmos son lesbianas (86 por ciento), seguidas por las bisexuales (66 por ciento) y, por último, las heterosexuales (65 por ciento).[1]

Como puedes ver, el mayor *gap* se produce entre hombres y mujeres heterosexuales. ¿Sorprendidx? Seguramente no, porque, directa o indirectamente, ya lo has podido observar: en muchísimas ocasiones complacer va por delante de sentir placer, además de que las mujeres desconocen más sus genitales y su placer, sienten más dolor y, sobre todo, asocian el sexo a sentimientos de vergüenza y culpa.

Pero ¿qué tendrá que ver la orientación sexual con los orgasmos? La ciencia también se preguntó lo mismo y la respuesta es la siguiente: en comparación con las mujeres heterosexuales, aquellas que lo logran con mayor facilidad suelen ser homo o bisexuales, ya que tienen más probabilidades de recibir más sexo oral, disfrutar de una mayor duración en sus sesiones de placer, estar más satisfechas con su relación de pareja, pedir lo que desean en la cama, elogiar a su pareja por algo que hizo durante el sexo, llamar o enviar mensajes insinuantes, probar nuevas posturas y prácticas, incorporar conversaciones acerca la sexualidad y, por supuesto, expresar amor durante el acto sexual.[2]

Con estas evidencias no queremos que el orgasmo se vuelva, una vez más, nuestro objetivo en las relaciones sexuales, pero sí buscamos incorporar conductas que nos ayuden a tener relaciones más satisfactorias, divertidas y cómplices. ¿Cómo podemos conseguirlo? En las siguientes páginas tendrás todas las claves para lograrlo, pero, mientras, quédate con esto: comunicación abierta y escucha activa.

¿Podemos tener sexo sin placer?

Pregúntate: ¿qué me motiva a tener sexo con alguien?

Seguramente las respuestas sean muchas y diferentes en función de con quién tengas relaciones, en qué momento te lo preguntes o en qué estado anímico estés, ¿verdad?

Ahí tienes mi respuesta: las relaciones sexuales se tienen por muchísimas razones. De hecho, igual que comer, es un comportamiento que cubre necesidades diferentes: comemos por gula, por aburrimiento, para compartir una experiencia social, para experimentar sabores y culturas nuevas, para cumplir con objetivos nutricionales. Y, por supuesto, por hambre.

Con el sexo pasa exactamente lo mismo, ya que no solo nos proporciona placer, sino que también nos relaja, consolida vínculos románticos, nos divierte, satisface algunas fantasías y nos reconcilia con nuestra pareja en momentos de tensión. Así, hasta un largo etcétera.

Entonces, ¿tiene sentido tener sexo sin placer? Pues depende. Si el sexo nos está proporcionando otro tipo de gozos y/o está satisfaciendo esferas emocionales complejas, como sentirnos conectadas con otra persona, por supuesto que tiene sentido.

Evidentemente, buscar nuestro propio placer dentro de las relaciones sexuales compartidas es sano y sabio, pero a la vez deberíamos pensar en el placer como algo que va más allá de lo físico y entenderlo también como un medio para alcanzar «recompensas» emocionales.

Eso significa que puedes tener sexo por el mero placer erótico y sensual, sin que necesariamente alcances el orgasmo (o que ni siquiera te aproximes a ello). La idea es que seas consciente y disfrutes tú de la razón por la cual practicarlo, buscando la dosis de placer que necesitas.

Por tanto, antes de tener relaciones con alguien —persiguiendo el orgasmo a toda costa y comiéndote la cabeza para hacer la actuación de tu vida y asegurarte de que la otra persona esté teniendo la mejor de las experiencias eróticas— las preguntas que te deben guiar son las siguientes:

- ¿Estoy a gusto teniendo sexo?
- ¿Me apetece tener este momento de intimidad con esta persona?
- ¿Esta relación sexual me aporta física y/o emocionalmente?
- ¿Siento placer solo recibiéndolo o dándolo también?
- ¿Necesito un vínculo emocional para tener sexo con alguien?
- ¿Tener sexo con alguien me ayuda a tener mejor conexión emocional?

Ya verás cómo así aprenderás a ver la relación sexual como algo mucho más amplio y complejo de lo que nos han enseñado hasta ahora y la vas a disfrutar muchísimo más.

El placer sexual es saludable

Seguro que desde joven has ido recopilando ideas sobre la sexualidad y todas ellas han influido en tus decisiones cotidianas, reprimiéndote más que dejándote explorar. Quizá te plan tees: «¿Debería acostarme con X en la primera cita?». «Si me toco la vulva mientras tenemos sexo pensará que no es suficiente». «Si me visto así parecerá que quiero provocar». Ya paro, porque no querría ocupar las 200 páginas que me quedan con todos los ejemplos que me vienen a la cabeza, pero estoy más que segura de que nadie te dijo que el placer sexual es saludable. Un poco como el jengibre o el aloe vera, pero mucho más.

De hecho, ya sea a través de la masturbación o con el sexo compartido, sentir placer erótico mejora el sistema cardiovascular —desde rebajar la probabilidad de desarrollar cardiopatías hasta aliviar la inflamación de la piel y favorecer el *glow*—, mantiene en funcionamiento los genitales y la salud del suelo pélvico, alivia el dolor a través de su efecto analgésico y muchísimas cosas más. Te proporciono un dato que seguramente va a generar conversación en tu próxima quedada: según un estudio de 2021, el placer sexual puede mejorar la respiración nasal a la par que lo hacen los descongestionantes nasales, ¡durante hasta 60 minutos![3] Ya sabes qué hacer al primer estornudo.

Además, no solo se beneficia la salud física, sino también la salud mental, ya que el placer reduce el estrés de forma inmediata, promueve el buen estado anímico, mejora la autoestima sexual y amplía el imaginario erótico. Y todo esto, sin efectos secundarios.

Ahora que cuentas con un poco de contexto, ¿está empezando a cambiar tu forma de ver el sexo?

PRIMERA PARTE
EL PLACER EN EL CUERPO

Tu cuerpo tiene un potencial erógeno increíble, con eso me refiero a que es capaz de proporcionarte infinito placer a través de muchísimas vías. Probablemente no te hayas parado a pensarlo y te preocupe más si se adapta a los cánones estéticos y estilísticos del momento. Me pasa lo mismo, no eres la única.

Pero ¿sabías que la piel es el órgano erógeno más grande del cuerpo? De hecho, cuenta con una extensión de más de 2 metros y está repleta de receptores sensoriales para detectar el tacto suave, la presión, el frío, el calor, el dolor, el movimiento y un largo etcétera. Vamos, es una máquina configurada para hacerte percibir sensaciones y que puedas traducirlas en placer. Suena muy bonito, pero ¿ahora qué?

En esta sección profundizaremos en el poder sexual que tiene tu cuerpo, qué dificulta que sintamos placer y, por supuesto, cómo estimularlo para que (re)conectes con él y le saques el máximo provecho. ¡Recuerda que tu cuerpo va a estar contigo toda la vida! Entenderlo, cuidarlo y apreciarlo es la clave para mejorar tu vida íntima (y tu salud mental).

1

La vagina y la vulva no son lo mismo

Estoy segura de que siempre has tenido claro qué es una mano, una nariz o un tobillo. También estoy segura de que no pasa lo mismo con la vulva, ¿verdad? Incluso te habrás preguntado alguna vez qué es exactamente la vulva. ¿No es un sinónimo de vagina? Pues la verdad es que no, y en breve vas a tenerlo todo clarísimo. Hoy en día se presentan muchísimas dudas acerca de qué es la vulva y qué es la vagina y, la mayoría de las veces, nos equivocamos al nombrar nuestros propios genitales. Me explico: decimos «vagina» cuando queremos referirnos a la vulva, demostrando un fuerte desconocimiento sobre nuestro cuerpo. Además, de esa manera generamos confusión en la misma consulta ginecológica cuando, indicando molestias o dolores, lo hacemos de forma imprecisa.

Antes de explicarte qué es una cosa y qué es otra, ¿te has preguntado por qué pasa esto? Es un poco absurdo que tengamos tan desdibujados nuestros genitales que hasta nos cueste nombrarlos, ¿no?

Pues esto se debe a que desde la niñez recibimos una educación sexual púdica y represiva, donde el pudor de llamar a los genitales por su nombre, especialmente los femeninos, acaba distorsionando la relación que tenemos con nuestra vulva. Dicho de otra forma: si nombrarla nos da vergüenza, no tendremos una «buena relación» con ella. Igual que hay quien valora mucho la forma de sus glúteos o de sus bíceps y les dedica tiempo, atención y cariño cuidándolos, lo mismo pasa a la inversa. Quizás te parezca una tontería, pero a la larga esa vergüenza la interiorizamos tanto que nos cuesta hablar con normalidad de masturbación y genitales. Paradójicamente, nos da menos apuro conversar acerca de prácticas eróticas explícitas e incluso *kinky* (espectro de prácticas sexuales, deseos y dinámicas eróticas que se salen de lo convencional en nuestra cultura sexual, como BDSM —término que incluye los conceptos de *bondage*, disciplina, dominación, sumisión y sadomasoquismo—, juego de roles o *shibari* —el arte japonés de atar con cuerdas—) que nombrar una parte de nuestro propio cuerpo con exactitud.

Así que el primer paso para una vida sexual feliz es llamar las cosas por su nombre y, por qué no, ¡reivindicarlas!

Se llama vulva, no vagina

Para empezar, necesitas saber que la vulva es la parte externa de tus genitales, la que puedes ver y tocar con tus propias manos. Está compuesta por el monte de Venus, los labios mayores (o externos), los labios menores (o internos), el glande del clítoris, la uretra, las glándulas vestibulares mayores (o de Bartolino), las glándulas parauretrales (o de Skene), el vestíbulo y la abertura vaginal.

Por el contrario, la vagina forma parte de los genitales internos, y no puedes verla a simple vista, aunque puedes explorarla con tus dedos o con un juguete erótico. Se trata de un tubo muscular elástico que conecta la vulva con el cuello uterino (o cérvix). Se abre a la superficie a través del vestíbulo vulvar y sus principales funciones son permitir el parto y la expulsión del flujo menstrual y otros fluidos, así como recibir la penetración.[1]

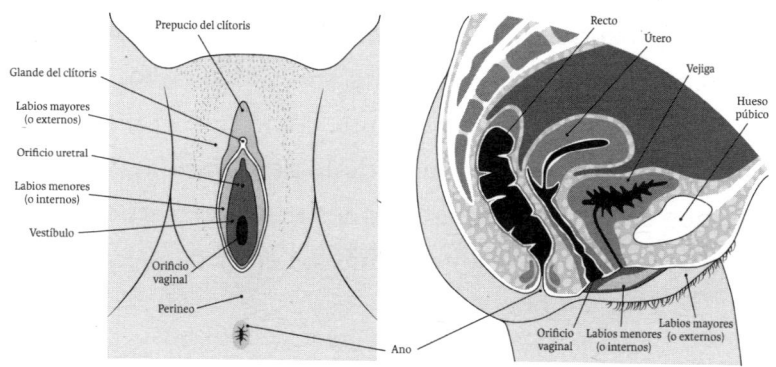

Fig. 1. Genitales externos y genitales internos

Ahora que dispones de estas primeras nociones de anatomía, necesitas conocer este otro dato: según un estudio del año 2022, dos tercios de las mujeres entre los dieciséis y los treinta y cinco años admitieron tener problemas para usar las palabras «vagina» y «vulva», y el 40 por ciento recurre al uso de nombres en clave como «partes íntimas» al hablar de problemas ginecológicos.[2] Aunque no lo parezca, esta actitud no solo impacta a nivel estadístico, sino que tiene implicaciones directas en la salud. Piénsalo: a pesar de que los pulmones son órganos internos, incluso una persona sin formación médica sabe detectar rápidamente síntomas indicativos de patologías respiratorias, lo que permite un mayor entendimiento con el personal sanitario.[3]

Sin embargo, a pesar de que la vulva es un órgano externo y accesible, las mujeres tienen enormes dificultades para reconocer patologías y verbalizar sus síntomas. De hecho, este mismo pudor a la hora de nombrar la vulva hace que un tercio de las mujeres entre los dieciséis y los treinta y cinco años evite ir al médico por problemas ginecológicos debido a la sensación de vergüenza que experimentan.[4]

Es hora de cambiar esta dinámica y de conectar con nuestra vulva y el placer que nos puede proporcionar para tener mejor relación con nosotras mismas, ¿no crees? Para ello, necesitamos deshacernos de algunos mitos, como que el placer principalmente se consigue a través de la penetración. Pero antes quiero que conozcas algunos detalles más acerca de tu vulva y tu vagina y su respuesta ante estímulos eróticos.

Diversidades y normatividad

Voy a decir algo que no te va a gustar: las exigencias estéticas también se cuelan por debajo de la ropa interior y cuestionan la apariencia de la vulva. Vamos, ni tus genitales están a salvo de la belleza canónica.

En un mundo obsesionado con la simetría, los filtros y las líneas depiladas de la pornografía *mainstream*, no es raro que muchas personas sientan que su cuerpo «no encaja» del todo y por ello desarrollen una visión distorsionada y amarga de su propia imagen. Pero si nos paramos un momento a pensarlo, ¿quién fue el que dictó las reglas? ¿Cuándo decidimos que una vulva debía parecerse a otra? Y, sobre todo, ¿por qué?

Por mucho que la cultura dicte lo que es bonito y lo que no lo es, lo cierto es que no hay dos vulvas iguales, de la misma forma que no hay dos narices exactamente iguales —no sé si la cirugía estética estaría de acuerdo con esto—, ni deben serlo. Y, sin embargo, el mandato de la «vulva ideal» sigue flotando como un estándar inalcanzable, produciendo vergüenza, inseguridad y desconexión con el propio placer; así que vamos a hablar de ello desde una perspectiva científica.

Las vulvas son diversas por naturaleza: hay labios externos más carnosos o más planos, internos que sobresalen o no, glandes del clítoris más visibles o más escondidos, pliegues suaves o marcados, pigmentaciones distintas en una misma anatomía. Esa variedad no es un defecto, sino una manifestación naturalísima de lo humano y su diversidad.

Seguro que aun así no te he convencido a acercarte a tu vulva con más aprecio; de hecho, los cánones son tan rígidos que ni las evidencias pueden deconstruirlos tan fácilmente, se trata de un proceso, y tener una buena autoimagen de nuestros genitales, también.

Un estudio de 2014 reveló que más del 40 por ciento de las mujeres cis que solicitan una labioplastia lo hace por motivos estéticos, no por molestias físicas reales. Muchas de ellas creen que su vulva es «anormal», cuando en realidad se encuentra dentro del espectro totalmente saludable de la anatomía vulvar.[5] El problema, de hecho, es la normatividad, no la normalidad: la normalidad abarca la diversidad real de los cuerpos, mientras que la normatividad impone un ideal estrecho que excluye todo lo que no encaja. ¿Te lo habías planteado? Lo más probable es que tu vulva sea «normal», aunque quizás no normativa.

Esta sensación de «no encajar» tiene un impacto real en tu día a día y en tu sexualidad: otra investigación, esta vez en *The Journal of Sexual Medicine*, demostró que ver imágenes repetidas de genitales normativos puede reducir la satisfacción con la propia vulva y disminuir la disposición a recibir caricias genitales, afectando a la vivencia del deseo y del placer.[6]

En un mundo que insiste en compararnos, mirar la propia vulva con ternura es un acto político, corporal y profundamente placentero. No para erotizarse en automático, sino para reconectar con el derecho a habitar el cuerpo sin vergüenza, sin deberle nada a ningún molde.

¿Existe el punto G?

Uno de los temas más enigmáticos de la sexualidad es, sin duda, el «punto G». Para empezar, ¿es un mito? ¿O es que realmente tenemos un punto en la vagina que produce muchísimo más placer?

Siendo totalmente honesta, hoy en día aún no se sabe con claridad si el «punto G» es una leyenda urbana o tiene sustento científico, pero hay pistas de algo y te las voy a contar. Hasta donde sabemos, el «punto G» es una zona —más bien una estructura— sensible que se sitúa en la pared anterior de la vagina —o sea, hacia el ombligo— y que, al estimularla, puede producir placer por la sensibilidad de los órganos que convergen en él, entre ellos el clítoris.

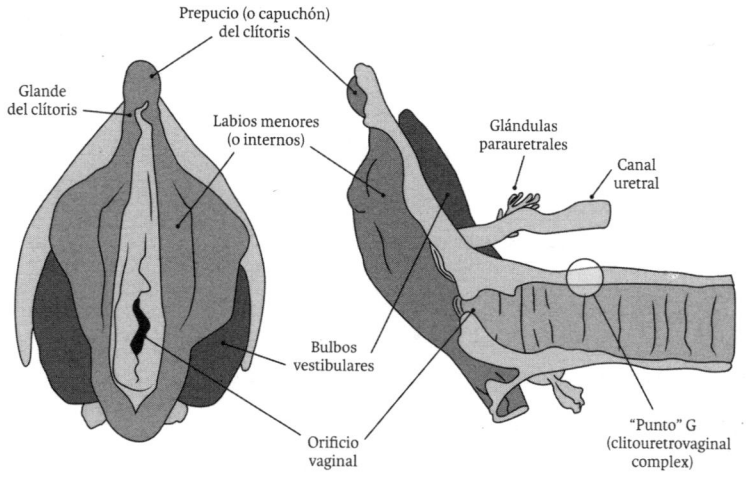

Fig. 2. Localización del «punto G»

La «G» de esta zona anatómica deriva de Ernst Gräfenberg, ginecólogo alemán que se cree que en 1950 hipotetizó sobre su existencia, mientras investigaba acerca del orgasmo, la uretra y la anatomía de la vagina.[7] Esta es la historia oficial, aunque en realidad la primera vez que se menciona «punto G» con esa denominación es en 1982, cuando Beverly Whipple, enfermera y sexóloga, declara que esta estructura existe y la llama «G spot», interpretando a su manera las declaraciones del ginecólogo.[8] Es en ese momento que nace el concepto que conocemos hoy en día.

Pero ¿por qué se volvió el punto G tan popular que incluso hoy en día y sin demasiadas pruebas se habla de él? El marco cultural es mucho más interesante y mediático de lo que crees, así que demos un pasito hacia atrás para contextualizar.

En 1905, Sigmund Freud publicó *Tres ensayos sobre teoría sexual*, obra principal del padre del psicoanálisis, que introduce la teoría psicosexual y, poco después, el concepto de libido. Más allá de las críticas que recibió, lo verdaderamente revolucionario de su filosofía fue que, con él, se dejó de concebir el sexo como algo meramente genital y físico: la sexualidad se volvió un núcleo importante en el desarrollo y la vida de las personas desde que nacían. Y, sobre todo, que el placer era algo central en la actividad psíquica de la persona.

Hasta aquí todo bien, aunque lo que sí resultó problemático fue una de sus afirmaciones más icónicas que, hoy en día, sigue arraigada en la mentalidad de muchísima gente: existen dos orgasmos, uno vaginal y uno clitoriano. El orgasmo vaginal sería propio de un desarrollo psicosexual maduro; el clitoriano, por el contrario, de un desarrollo inmaduro y síntoma de algún trastorno o trauma. Desde entonces entendimos que vaginal es mejor que clitoriano.

En los años sesenta, Masters y Johnson, pioneros en las investigaciones sobre la respuesta sexual humana, observaron a 382 mujeres y 312 hombres manteniendo relaciones íntimas de diferentes tipos, un experimento para entender y describir su comportamiento sexual. En sus conclusiones destacan la importancia de la estimulación clitoriana a la hora de alcanzar el orgasmo y eso desplaza la atención de la vagina a la vulva. Aun así, se plantea la posibilidad de que el clítoris se estimule internamente, a través de la práctica más normativa y legitimada socialmente: la penetración. De hecho, la pareja de investigadores expone la hipótesis de que solo hay un orgasmo y este se da exclusivamente a través del clítoris, ya sea externa o internamente.[9]

Veinte años más tarde, como comentamos anteriormente, la vagina vuelve a recuperar todo su protagonismo: tras la publicación del libro *El punto G y otros descubrimientos sobre la sexualidad humana* en 1982, muchos científicos comenzaron a buscar obsesivamente un órgano específico o una zona dentro de la pared vaginal anterior con una alta densidad nerviosa que podría explicar la mayor sensibilidad reportada por muchas mujeres en esta región.

Analizando los resultados se dieron cuenta de que estaba más densamente inervada que la zona de la pared posterior y era, por tanto, más sensible. Además, las áreas más próximas a la entrada vaginal contaban con más fibras nerviosas que las regiones más profundas.[10] Eso podía explicar la existencia del «punto G».

En 2009 se confirmaron estos datos y se planteó la posibilidad real de que existiese un lugar en la vagina especialmente sensible a estímulos eróticos, capaz de desencadenar un orgasmo con mucha más eficacia que otras zonas.[11] Este hallazgo resultaba de lo más revolucionario, porque contrastaba con la creencia de que anatómicamente la vagina estuviese pobremente inervada y, por lo tanto, fuese prácticamente insensible.

Ya en el siglo XXI, sobre todo entre 2010 y 2014, el endocrinólogo y sexólogo italiano Emmanuele Jannini demuestra con tecnología en vivo que estimular la pared anterior vaginal —tanto a solas como a través de la introducción del pene— provoca cierta presión en la uretra, en el tejido esponjoso y cavernoso del clítoris y en las glándulas parauretrales, responsables de la eyaculación femenina.[12] Eso significa que estimular esta zona es capaz de generar placer y orgasmos, algo que no ocurre en otras áreas vaginales.

Con este descubrimiento, Jannini decide plantar una bandera en la literatura científica, actualizando el concepto de «punto G» y llamándolo *clitouretrovaginal complex* (CUV, complejo clitouretrovaginal). Según el médico no hablaríamos de un punto ni de una región hipersensible y estática en la vagina, sino de una estructura dinámica y compleja en la que convergen clítoris, uretra, vagina y glándulas parauretrales. Así, el placer en la penetración vaginal tendría sentido por la activación directa de las estructuras del CUV.

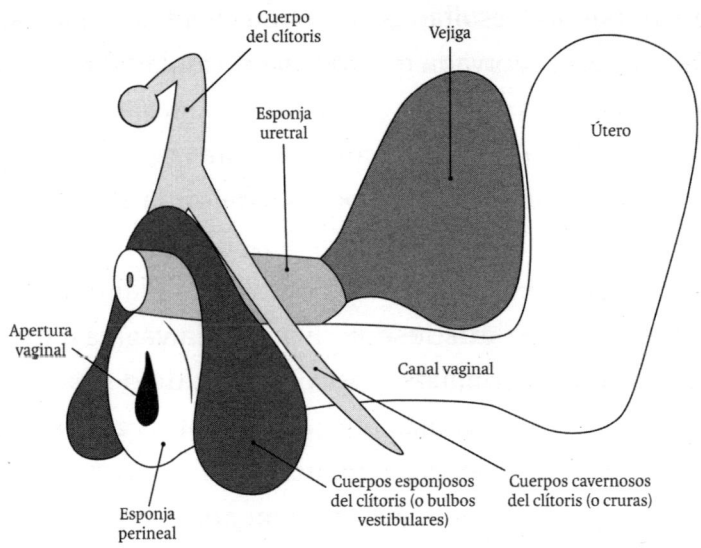

Cuerpo del clítoris

Vejiga

Esponja uretral

Útero

Apertura vaginal

Canal vaginal

Esponja perineal

Cuerpos esponjosos del clítoris (o bulbos vestibulares)

Cuerpos cavernosos del clítoris (o cruras)

Fig. 3. Complejo clitouretrovaginal

Con el paso del tiempo, el CUV ocupa una posición más sólida en la comunidad científica y hay investigadores que observan su estructura anatómica e histológica.[13] Por fin, cuando todo parece cuadrar, algunos científicos desatan otra vez la polémica: faltan pruebas sustanciales para afirmar que existe un punto G o CUV —así como otros puntos vaginales que la prensa había popularizado: K, A, U...—.[14]

Hay quien se pronuncia con vehemencia ante las declaraciones de Jannini, cuestionando su compromiso científico, como es el caso de Terence M. Hines: «Hasta que no se lleve a cabo una investigación histológica completa y cuidadosa, el punto G seguirá siendo una especie de OVNI [objeto volador no identificado] ginecológico: muy buscado, muy discutido, pero no verificado por medios objetivos».[15]

Obviamente, el drama no se circunscribe solo a las telenovelas, y Jannini no se ahorró una respuesta más que efervescente a Hines: «Sus pretensiones [sobre la inexistencia del «punto G»] se basan principalmente en un artículo de revisión mal investigado, escrito por un autor [Dr. Terence Hines] quien es casi desconocido en la medicina académica y quien nunca publicó nada referido a ese campo, donde el punto G ha sido definido como "un mito ginecológico moderno"».[16] Vamos, que la cosa se ponía más tensa que un capítulo de *Juego de tronos*.

Pero, recapitulando, ¿estamos ante un mito o se trata de una evidencia científica? Lo que sabemos hoy en día es que:

- Actualmente el debate sobre la existencia y las eventuales características del «punto G» sigue en pie.[17]
- No hay consenso científico, aunque a nivel mediático su existencia está ampliamente aceptada.
- Es un debate no solo sexológico, sino también político, social, médico, etc.
- Esta zona es quizás la más inexplorada de toda la anatomía humana.

Por lo tanto, como casi todo en la ciencia, se requieren revisiones periódicas de la literatura científica e investigar mucho mucho más.

¿*Squirting* y eyaculación son lo mismo?

¿Debería tener un *squirting* para sentir más placer? ¿Si no tengo *squirtings* es que no he tenido un orgasmo? ¿Cómo hago para no tener *squirtings*?

El *squirting* da para una larga conversación, ya sea por el deseo de experimentarlo como por el de evitarlo a toda costa. Y, sobre todo, genera muchísima confusión; en ti, entre tu grupo de amistades y en la misma comunidad científica. Vamos, si hay algo que nos une, eso es el caos que reina en este tema.

Como pretendo que tengas claro cómo funciona tu cuerpo y tu placer, en los tres últimos años he investigado detenidamente, y también divulgado, sobre el *squirting* para condensar todo lo que necesitas saber.

Así que empezaré explicándote que los fluidos vulvovaginales que expulsamos durante la excitación y el orgasmo son diferentes y se pueden dividir en cuatro categorías: lubricación vaginal, eyaculación, *squirting* e incontinencia coital.[18]

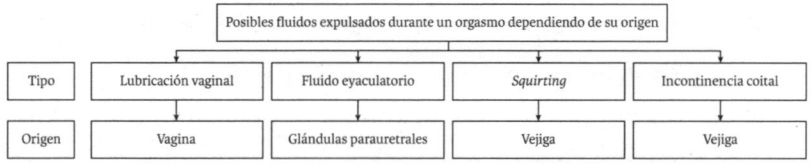

Fig. 4. Posibles fluidos expulsados durante un orgasmo dependiendo de su origen

Cada uno de ellos es diferente por:

- El lugar anatómico de origen.
- La composición bioquímica.
- La cantidad expulsada.
- La función.
- La percepción que tenemos de ellos a la hora de expulsarlos.

Hasta 2011, debido a la similitud con la eyaculación del pene, todos los fluidos expulsados durante el orgasmo se consideraban «eyaculación femenina», sin distinguir entre eyaculación, *squirting* o incontinencia coital.[19] Esto dio pie a creencias que seguimos arrastrando hoy en día, como que el *squirting* es el homólogo de la eyaculación masculina.

La ciencia siguió avanzando, y lo que sí sabemos actualmente es que *squirting* y eyaculación son respuestas sexuales fisiológicas totalmente naturales. O sea, que si has sentido que «tenías pérdidas» mientras tenías sexo contigo o con alguien, puedes estar tranquila. Sin embargo, la incontinencia coital, o sea, las pérdidas de orina durante un encuentro erótico, debería llamar nuestra atención, ya que es el síntoma de un trastorno, al igual que lo es la incontinencia urinaria.[20]

Todo lo que se sabe sobre la eyaculación femenina

La eyaculación vaginal consiste en la emisión de un líquido blanquecino durante los juegos eróticos, normalmente ante situaciones de profundo placer, que apenas notamos, ya que percibimos como una «pérdida».[21] De hecho, a diferencia del *squirting*, la cantidad que expulsamos es mínima: ¡apenas 1 mililitro![22]

No es hasta 2013, año en el que nuestros oídos podían escuchar solo *Get Lucky* de Daft Punk, que se descubrió que la eyaculación vulvovaginal contenía una sustancia llamada «antígeno prostático específico» (PSA), también presente en el semen. Este hallazgo fue revolucionario, ya que se trató de la prueba definitiva de que la eyaculación de la vulva y la del pene son muy parecidas y de que los genitales femeninos también tenían próstata, solo que más pequeña y con otro nombre: glándulas parauretrales (o de Skene). Dicho de otra forma, las glándulas parauretrales son equivalentes a la próstata masculina,[23] solo que cinco veces más pequeñas. Por eso, la cantidad expulsada también cambia radicalmente siendo, por lo general, mucho menos abundante.[24]

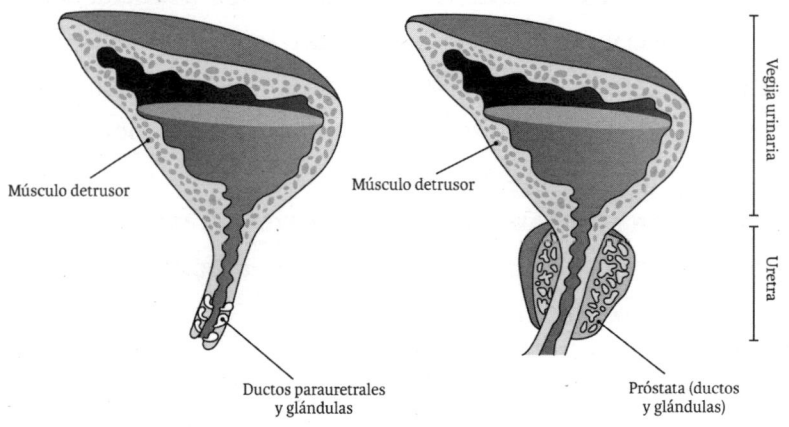

Fig. 5. Glándulas parauretrales

Todo lo que se sabe sobre el *squirting*

El *squirting* (del inglés *squirt*, chorro) es la liberación de un líquido parecido a la orina, pero mucho más diluido y transparente, que se expulsa en la antesala del orgasmo o de un intenso placer sexual.

La cantidad de fluido expulsado puede variar en función de cada cuerpo y generalmente se sitúa entre 15 y 110 mililitros, aunque hay evidencias de que puede llegar hasta 900 mililitros, o sea, casi un litro. ¿Sabes la cantimplora isotérmica que te llevas al gimnasio o de excursión? Pues más o menos esa cantidad.

¿Cómo sé si es *squirting*? A nivel de percepción, se siente algo parecido a un impulso de orinar y la pérdida de control de la emisión. Dicho de otra forma, puedes experimentar dificultad a la hora de retener el «pipí». Como comentaba antes, el líquido es muy similar a la orina; hasta hay profesionales que consideran que es lo mismo, debido al parecido en su composición: ácido úrico, creatinina y urea.[25]

A diferencia de la eyaculación, el *squirting* se origina en la vejiga y se expulsa por la uretra: exactamente el mismo mecanismo que la orina, pero se da cuanto sientes excitación sexual.

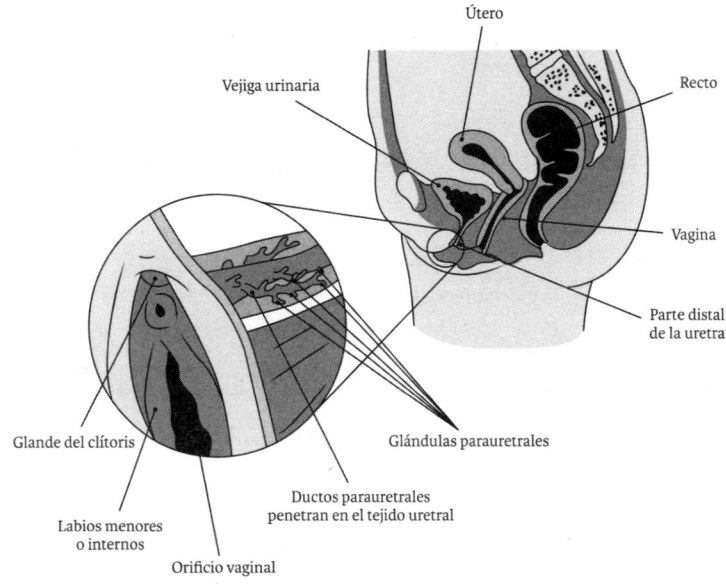

Fig. 6. Origen del *squirting*

¿Por qué tenemos *squirtings*?

A pesar de tratarse de un fenómeno que el cine adulto ha representado (y magnificado) mil y una veces, su rol es sencillo y completamente natural: limpiar la uretra de eventuales gérmenes y bacterias que pueden haber entrado en contacto con ella a través del sexo. Literalmente, el *squirting* es un sistema de autolimpieza y autocuidado genital.

Durante las relaciones sexuales, el cuerpo aumenta la producción de orina, mucho menos concentrada —por lo tanto, suele ser incolora e inodora—, para la microflora de la vulva y la vagina. Incluso cuando pensamos en masturbarnos o tener relaciones sexuales, empezamos a tener ganas de hacer «pipí», piénsalo.

¿Por qué no he experimentado nunca un *squirting* como en las películas?

Como siempre digo, en la diversidad está la riqueza, y en el tema del *squirting* también existe pluralidad. De hecho, el líquido se puede expulsar desde la vejiga a través de dos modalidades: tal y como lo conocemos, como *squirting* durante la relación sexual a solas o en pareja, o como primera micción después de finalizar los juegos eróticos. En el primer caso, estadísticamente son pocas mujeres quienes lo experimentan, sin embargo, suele ser más frecuente al ir al baño tras tener relaciones. Así que, ya sabes: una buena costumbre para tu salud es ir al baño después del sexo: menos probabilidades de infecciones de orina y más cuidado genital.

Pero ¿por qué hay gente que tiene *squirts* con más facilidad que otra?

La respuesta es sencilla, ¡pero para nada obvia! En general estamos acostumbradas a retener la orina, de hecho, es de los primeros aprendizajes que nos transmiten desde la infancia. Nuestro sistema nervioso y nuestro cerebro han interiorizado tanto esta conducta que el primer reflejo que tenemos al notar que tenemos la sensación de orinar es contraer el esfínter urinario, es decir, el músculo que controla la circulación de orina hacia afuera de la vejiga. Esta contracción más o menos voluntaria suele inhibir el *squirting*. ¡Como si apagáramos un interruptor! Con lo cual es más probable expulsarlo al orinar después de la relación sexual.

Sin embargo, si durante el placer sexual o el orgasmo ocurre un desajuste de neurotransmisores —entre ellos la vasopresina— es posible tener una pérdida de tono del esfínter urinario; por lo tanto, podemos perder el control de retención, teniendo como resultado el *squirting*.[26]

¿Es posible tener *squirtings* si tienes pene?

¡Sí! Hay solo un caso clínico sobre *squirting* en pene, lo cual nos indica que este fenómeno podría ser universal e intergénero.[27]

¿El *squirting* da más placer?

Seguro que has escuchado de todo: amigas que dicen que sienten más placer con el *squirting*, otras que no notan ninguna diferencia, incluso hay quien desearía que no ocurriese para no pasar por un momento bochornoso.

La realidad es que el *squirting* y el placer, o incluso el orgasmo, no van siempre de la mano; aunque lo único cierto es que el placer predispone a tener un *squirting*. Así que quédate con lo siguiente: la experiencia del *squirting* es individual y, a veces, conflictiva, ya que hay quien la vive como una forma de empoderamiento, liberación y expresión de goce y quien siente vergüenza.[28] ¡Las creencias que tengas acerca de él marcarán la diferencia entre sentirlo como algo deseable y erótico o no!

Y, contestando a la pregunta si da más placer físico o no, también depende. Hay personas que afirman sentir mayor placer sexual alrededor y después del *squirting* y, otras, que consideran del todo irrelevante la relación entre placer y *squirting*, afirmando que no cambia absolutamente nada en su experiencia erótica.

¿Mi consejo? No te obsesiones y déjate fluir, deshazte de expectativas y prejuicios y vive tu placer tal y como lo sientes.

En conclusión, seguidamente te resumo los aprendizajes más importantes en lo que tiene que ver con el *squirting* y la eyaculación femenina para que redefinas todas tus creencias y rebajes la autoexigencia en tus relaciones:

- El *squirting* se parece a la orina, pero no tiene nada que ver con la incontinencia urinaria.
- El *squirting* es un líquido que comparte algunos componentes típicos de la orina (ácido úrico, creatinina y urea).
- *Squirting* y eyaculación no son lo mismo.
- Muchas personas han experimentado el *squirting* a través de la estimulación del clítoris y vagina a la vez, otras masajeando la vulva y el clítoris, y otras, con los succionadores.
- Todavía no se sabe si todo el mundo puede experimentar el *squirting*. De hecho, ¡no es importante para sentir placer y no debemos presionarnos por tenerlo!

2

El clítoris: el gran desconocido

Durante siglos, el clítoris fue ignorado, minimizado o incluso ocultado en los discursos médicos, científicos y sociales. No fue sino hasta la década de 1960 que comenzaron a surgir las primeras teorías que reconocían su importancia, particularmente en relación con el placer sexual de quien tiene vulva. Estas ideas rompieron con una larga tradición que había encasillado la sexualidad femenina exclusivamente en la reproducción, invisibilizando un órgano cuya función principal no es otra que la de proporcionar placer.

Fue solo en 1998 cuando la uróloga australiana Helen O'Connell describió en detalle la estructura anatómica del clítoris, demostrando que no se trata solo de una pequeña protuberancia externa, sino de un órgano complejo, interno y mucho más extenso de lo que se creía. Esta revelación marcó un antes y un después en el conocimiento del clítoris y de su anatomía, generando consciencia acerca su existencia y su papel en el erotismo.

Aún más, en 2010, gracias a los avances tecnológicos, se logró representar por primera vez una imagen tridimensional del clítoris, aportando una visión completa y precisa de su forma y dimensiones reales. Imagínate cómo sería si en 2010 hubiéramos visto por primera vez una imagen en 3D del corazón. Absurdo, ¿no?

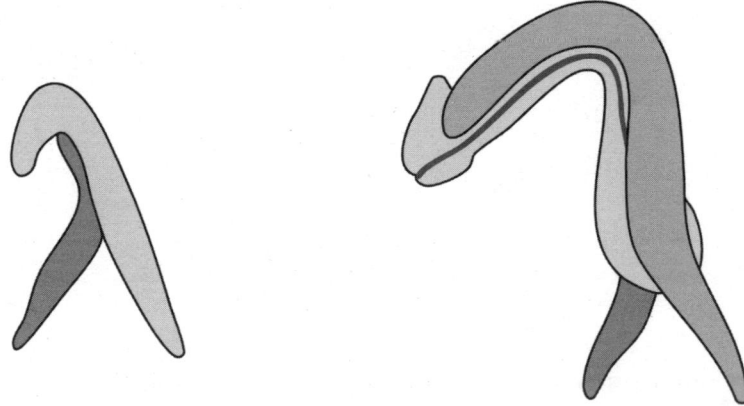

Fig. 7. Fisionomía del clítoris y el pene

Aunque tradicionalmente se lo ha reconocido por su rol exclusivo en el placer, como único órgano dedicado 100 por ciento a ello, en 2019 una nueva investigación reveló que el clítoris también facilita la reproducción, al aumentar el riego sanguíneo y el aporte de oxígeno hacia los genitales durante la excitación, optimizando así las condiciones para la fecundación. Este hallazgo desafió la antigua dicotomía entre placer y reproducción, demostrando que ambos aspectos pueden estar profundamente conectados y, por ello, no son excluyentes ni jerárquicos.

Finalmente, el 27 de octubre de 2022, se registró otro hito histórico: por primera vez se contabilizaron con precisión las terminaciones nerviosas del clítoris humano. El resultado fue asombroso: más de 10.000 terminaciones nerviosas se concentran en el glande, lo que convierte al clítoris en una de las zonas más sensibles del cuerpo humano.

¿Por qué es tan importante? Porque demuestra que a fecha de hoy seguimos desconociendo nuestra genitalidad, el potencial que tiene y, por eso, somos un poquito menos dueñas de nuestro placer y un poquito más dependientes de absurdas creencias que nos enseñan sobre la sexualidad.

Esta historia, aún en proceso, es un potente recordatorio de cuánto conocimiento se ha negado o invisibilizado por prejuicios de género y cuánto queda aún por descubrir sobre la vulva y su capacidad de sentir placer. Reconocer y entender el clítoris es también una forma de reivindicar el derecho al placer, a la información y al conocimiento para todas las personas. Este libro intenta ser un trampolín para que nuestro conocimiento y comprensión de la sexualidad salga de nuestras creencias y nos intente hacer lo más felices (y libres) posible.

El homólogo del pene

Durante las primeras semanas del desarrollo embrionario, todos los genitales humanos comienzan a formarse a partir de la misma base anatómica: eso significa que no hay, en un inicio, diferencia entre un feto con carga genética XX o XY en lo que respecta a sus genitales externos. Digamos que todo el mundo tiene una «pseudovulva» o un esbozo de clítoris. Ambos sexos parten del mismo tejido indiferenciado, el cual se desarrollará de manera distinta según la presencia o ausencia de ciertas hormonas, especialmente la testosterona.

En este contexto, el clítoris y el pene comparten un origen común: ambos se forman a partir del tubérculo genital

—la «pseudovulva» a la que me refería—. Bajo la influencia de andrógenos como la testosterona, el tubérculo crece hacia el exterior y se alarga para convertirse en el pene. En ausencia de estos niveles hormonales, como ocurre generalmente en eldesarrollo de las personas que tienen cromosomas XX, el tubérculo también crece, pero en menor medida, y da lugar al clítoris, el cual se desarrolla más internamente.

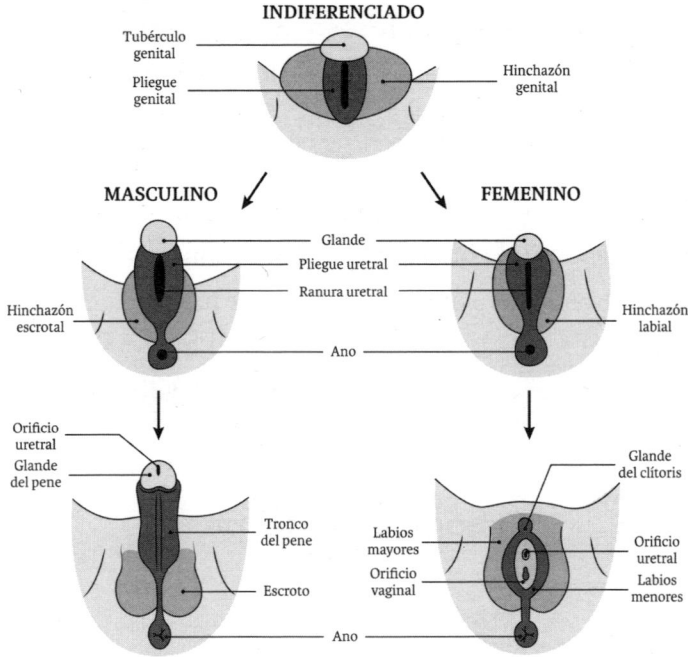

Fig. 8. Desarrollo anatómico de la vulva y del pene

Anatómicamente, las similitudes entre ambos órganos son notables, por no decir que son prácticamente lo mismo:

- Glande: tanto el clítoris como el pene poseen un glande, que en ambos casos es una de las zonas más sensibles del cuerpo humano y la que más placer produce cuando es estimulada.

- Cuerpos cavernosos: ambos órganos contienen tejido eréctil que se llena de sangre durante la excitación sexual, lo que provoca su erección.
- Cuerpos esponjosos: el clítoris, al igual que el pene, tiene una parte interna extensa. En el caso del clítoris, esta incluye las cruras y los bulbos vestibulares, cuerpos esponjosos que rodean la entrada vaginal y que también se llenan de sangre durante la excitación, facilitando la erección por su propiedad de tumescencia.
- Prepucio: el clítoris está cubierto por un pliegue de piel llamado capuchón clitoriano, equivalente al prepucio del pene, que lo recubre y lo protege del roce excesivo.
- Frenillo: tanto el clítoris como el pene tienen un frenillo, un pliegue de tejido que conecta la parte inferior del glande con el prepucio o capuchón. En el clítoris, este frenillo es más pequeño, pero funcional y anatómicamente equivalente.

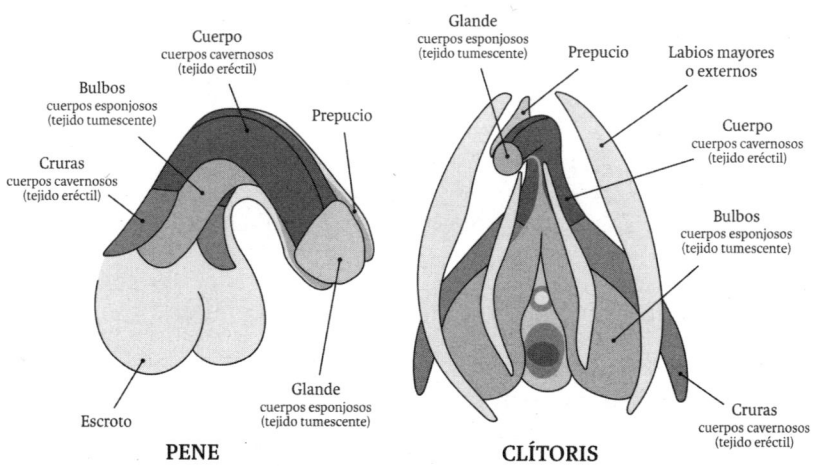

Fig. 9. Partes del pene y del clítoris

La diferencia más notable radica en su desarrollo final y en la función. Mientras que el pene se convierte en un órgano por donde pasan tanto la orina como el semen, el clítoris no cumple funciones excretoras ni reproductivas directas. Su principal función es sensorial, dedicada al placer, aunque en parte, como ya se apuntó anteriormente, contribuye a facilitar la concepción. Además, aunque ambos contienen tejido eréctil, la mayor parte del clítoris permanece oculta a simple vista, extendiéndose internamente hacia ambos lados de la vulva, lo que dificultó su estudio durante mucho tiempo. Es por ello que la penetración vaginal en muchos casos puede percibirse como placentera: porque estimula el clítoris internamente.

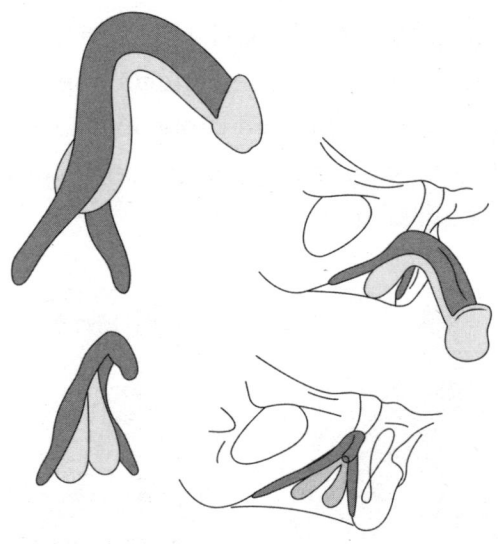

Fig. 10. Localización del pene y del clítoris

Este paralelismo estructural es clave para entender que el clítoris no es un apéndice secundario a la vagina ni un órgano marginal en los genitales. Es un equivalente anatómico del pene, formado por los mismos tejidos y con mecanismos fisiológicos similares en términos de excitación y respuesta sexual: de hecho, funcionan prácticamente de la misma forma. La diferencia en su visibilidad y su función reproductiva no disminuye su complejidad ni su importancia; simplemente refleja la diversidad del desarrollo sexual humano.

¿Y los «hermafroditas»?

Como he mencionado en varios momentos en este libro, la sexualidad es fluida: imagínatela como una paleta cromática enorme, donde no todo es blanco o negro, ni siquiera gris; hay una escala de colores tremendamente variada, con saturaciones, tonos, brillos, nitidez y opacidades distintas. E iridiscencias. Y *brilli-brilli*. De todo, vamos.

Quizás esta diversidad se te haga más fácil imaginarla en lo relativo a la orientación sexoafectiva o incluso al género. Pero ¿y los genitales? Eso sí que es blanco y negro, ¿no? Pues no, aquí tampoco podemos imaginarnos como seres binarios: la variabilidad es de lo más natural que existe. Antes de entrar en materia, imagínate una cosa: ¿existen solo narices «francesas» o «griegas» en el mundo?

Hay algo profundamente incómodo en los sistemas que solo aceptan dos opciones: lo sabemos cuando hablamos de política, de familia, de deseo. Y también cuando hablamos de cuerpos. Durante siglos, la biología fue presentada como una verdad binaria: macho o hembra, hombre o mujer, pene o vagina, XX o XY. Pero el cuerpo humano, afortunadamente, no siempre se somete a las normas que inventamos sobre él. Y ahí es donde aparece lo que crees que se llamaba «hermafroditismo», pero en realidad se llama «intersexualidad».

La intersexualidad es una variación natural del cuerpo humano, no es una rareza, ni una patología, ni un error. El término engloba a personas que nacen con características sexuales (genitales, cromosomas, gónadas u hormonas) que no encajan en las definiciones típicas de «masculino» o «femenino». Digamos que son «una mezcla» de ambas cosas o ninguna de ellas. Puede tratarse de diferencias visibles al nacer, detectarse en la pubertad o incluso permanecer invisibles durante toda la vida.

Algunas personas con caracteres intersexuales nacen con genitales que no se ajustan al estándar médico de «pene» o «vulva»: por ejemplo, cuentan con un clítoris más parecido a un pene, o con un escroto más semejante a una vulva. Otras tienen cromosomas XX y testículos, o cromosomas XY y útero. Algunas tienen sensibilidad a los andrógenos, las hormonas que, en teoría, «masculinizan» el cuerpo, y desarrollan cuerpos externamente «femeninos» a pesar de tener testículos internos. Hay muchas combinaciones posibles y, por eso, la intersexualidad no es una categoría cerrada, sino la paleta multicolor de la que te hablaba antes.

¿Por qué ocurre? Porque la biología del sexo es mucho más compleja de lo que nos enseñaron. El desarrollo sexual humano es un proceso delicado, lleno de señales bioquímicas que deben darse en el momento justo. Y si una sola de esas señales cambia, el resultado también cambia. No es un fallo: es diversidad.

Y ahora te preguntarás: vale, pero ¿cómo influye en la vida de la persona el tener caracteres intersexuales? Te lo cuento: para muchas personas no significa nada, hasta que la sociedad lo convierte en un problema. Durante décadas, la respuesta médica a la intersexualidad fue la intervención quirúrgica temprana: «normalizar» los genitales del bebé para que encajaran en una categoría, sin el consentimiento de la persona. Pero lo que se presenta como una corrección médica muchas veces termina siendo una práctica violenta; se trata de decisiones irreversibles tomadas sobre cuerpos que todavía no pueden expresarse ni defender su derecho a ser tal y como son.

Hoy, muchas voces intersexuales de activistas, médicas, escritoras, investigadoras y un enorme etcétera están diciendo algo simple pero revolucionario: los cuerpos no necesitan corregirse para ser legítimos. Solo necesitan ser entendidos e incluidos como auténticos, capaces de sentir y dar placer, entre otras cosas.

Ser intersexual no significa estar «entre» un sexo y otro. Significa tener una configuración corporal que no responde al modelo que la medicina clasificó como norma y eso no hace menos humano a nadie, al contrario: nos recuerda que el cuerpo no es binario, que el género no es fruto del destino y que lo que somos no siempre se deja encerrar en dos casillas. Menos mal.

Y, como habrás deducido, me gusta que los números hablen por mí, en la medida de lo posible: la prevalencia de la intersexualidad se sitúa entre el 0,02–0,1 por ciento[1] y el 1,7 por ciento[2] de la población, según si se aplican criterios médicos estrictos o se considera un espectro más amplio de variaciones del desarrollo sexual. El 1,7 por ciento equivale, aproximadamente, a la misma población pelirroja en el mundo. Y eso no es poca gente.

Sabemos cómo excitar un pene, pero ¿y un clítoris?

Cuando hablamos del pene nos parece muy fácil e intuitivo pensar en qué lo excita y provoca una erección o incluso un orgasmo —aunque caemos muchísimo en el error de pensar que a todo el mundo le gusta lo mismo, como si nuestro cuerpo y gustos fueran el calco de un cuerpo estándar; pero esto es para otro día—.

Pero, cuando en consulta pregunto qué estímulos son eficaces para que un clítoris se excite, nadie lo tiene tan claro. Ni la propietaria del clítoris ni mucho menos su pareja. El desconocimiento sobre nuestro cuerpo y la dificultad a la hora de explorarnos por enfrentarnos al tabú y al juicio de los demás ha hecho que nos creyéramos el cuento que recita lo siguiente: «las mujeres son más complicadas».

¿Somos de verdad más complicadas? Honestamente, no. Más complicado es vivir en un sistema que te hace creer que lo eres.

Para que te quedes con información científica y no con meras opiniones, he decidido darte una chuleta sobre los estímulos que verdaderamente hacen que el clítoris se excite. Así le quitamos casposidad a todo este asunto y puedes disfrutarte y descubrirte como te mereces. Vamos allá.

Ante todo, te cuento cómo funciona la excitación en el clítoris (en el pene también). La excitación no es algo que se da y punto, sino que es un proceso: es tu sistema nervioso simpático diciendo «Hey, aquí pasa algo». Y, si quieres verlo de otra forma, es el cuerpo encendiendo motores, abriendo válvulas, dilatando vasos y mandando sangre y oxígeno a los genitales, al pecho, a la piel. Es físico, eléctrico, hormonal. Y ocurre en respuesta a estímulos que pueden venir de afuera, de adentro o de ambos lados al mismo tiempo.

De un lado están los estímulos externos, o sensoriales: una vibración precisa, una succión leve, una presión sostenida, una textura, un cambio de temperatura... El sistema somatosensorial los recoge, los traduce y los manda al cerebro. Si hay un *match* entre lo que pasa y lo que se espera emocionalmente, se enciende la señal: excitación.

Por el otro lado está el mundo interno: fantasías, recuerdos, pensamientos, imágenes oníricas, incluso una frase que hace eco en tu cabeza. Esos estímulos internos también pueden encender el cuerpo, incluso sin contacto. Se activan las mismas rutas cerebrales: amígdala, hipotálamo, corteza prefrontal. El cuerpo responde a lo imaginado como si fuera real.

Y ahí está la clave: ambos tipos de estímulo pueden sumarse y, cuando lo hacen, la excitación sube en espiral. Pero también pueden interferirse: una distracción, una sensación desagradable, un pensamiento que corta el clima, y la excitación se desinfla. La excitación es un equilibrio dinámico entre señales que se potencian o se anulan.

Y ya llegamos al punto más esperado: ¿cuáles son las sensaciones (estímulos externos) que hacen que nuestro clítoris responda con excitación?

La inervación del clítoris está compuesta, principalmente, por mecanorreceptores, que son un tipo de receptores sensoriales especializados en detectar estímulos mecánicos como la presión, la vibración o el estiramiento. Y hasta aquí no nos sorprende.

Estos receptores se encuentran distribuidos a lo largo de toda la estructura: no solo en el glande, la parte externa y visible, sino también en los cuerpos cavernosos internos, los bulbos vestibulares y las raíces del clítoris. Toda esta red nerviosa permite que incluso una estimulación muy leve sea percibida con gran intensidad. Es por ello que los roces, a veces, son suficientes para llevarte al límite y una estimulación más intensa, sin embargo, puede parecerte «demasiado».

La señal nerviosa generada por estos receptores viaja a través del nervio pudendo, que es el principal nervio responsable de la sensibilidad genital. Desde allí, la información asciende por la médula espinal hasta el cerebro, como un ascensor, donde finalmente se interpreta como placer.

En resumen, el clítoris es una estructura diseñada neurológicamente para sentir. Y lo hace gracias a una red sensorial altamente especializada que convierte estímulos físicos en experiencia subjetiva, generalmente subjetiva.

Más precisamente, el clítoris no solo está altamente inervado, sino que cuenta con receptores sensoriales especializados, cada uno con una función concreta. Estos receptores permiten que el clítoris detecte una gran variedad de estímulos y que esa información se traduzca en sensaciones concretas en el cerebro.

Entre los principales nervios especializados[3] que encontramos en el clítoris están:

- Corpúsculos de Meissner: responden al tacto ligero y a vibraciones lentas, en un rango de entre 10 y 50 Hz. Son los responsables de detectar caricias suaves o movimientos sutiles en la piel. El tacto y los vibradores proporcionan exactamente estos estímulos.
- Corpúsculos de Ruffini: sensibles al estiramiento de la piel y a los cambios moderados de temperatura, concretamente entre 20 °C y 45 °C, con una respuesta óptima entre 37 °C y 40 °C. Es decir, responden al calor humano, literalmente, y al estiramiento del clítoris. El succionador genera justo esta sensación.
- Corpúsculos de Pacini: reaccionan a la presión profunda y a vibraciones rápidas, especialmente alrededor de 250 Hz. Son los encargados de captar estímulos intensos y de ritmo elevado. ¿Sabes cuándo necesitas más? Pues ahí están estos receptores dándolo todo para que no te falte nada.
- Corpúsculos de Krause-Finger: están implicados en la percepción del frío, ayudando a que el sistema nervioso

registre los contrastes térmicos sobre la piel. No hace falta ni que te esfuerces en memorizar el nombre, quédate con la fantasía del cubito de hielo. Sí, tenía sentido.

Cada uno de estos receptores activa vías nerviosas específicas que envían la señal a la médula espinal y, desde ahí, a diferentes áreas del cerebro encargadas de procesar el tacto, el placer, la temperatura y la propiocepción. Es decir, el clítoris no solo siente, sino que distingue con precisión qué siente y cómo. Y todo esto ocurre en milisegundos, en un parpadeo o, mejor dicho, en un girar de ojos.

3

El suelo pélvico:
el amplificador del placer

Cuando hablamos de placer, hay partes de nuestro cuerpo que quedan invisibilizadas, pero, en el fondo, son tan protagonistas como los genitales. Es el caso del suelo pélvico. Este conjunto de músculos, ligamentos y tejidos sostiene los órganos pélvicos (vejiga, útero, recto) y está directamente implicado en la respuesta sexual.

Y, sin hacer demasiado *spoiler*, el suelo pélvico no solo sostiene, también siente y se mueve: es un músculo erótico en sí mismo. Cuidarlo, entrenarlo —por ejemplo, con ejercicios de Kegel o hipopresivos— y prestarle atención puede marcar la diferencia entre una relación sexual simplemente funcional y una experiencia profundamente placentera.

¿Qué hace el suelo pélvico durante la excitación y el orgasmo?

Durante la excitación sexual, el suelo pélvico responde al aumento del flujo sanguíneo en la zona genital: se activa, se contrae y se tonifica. Estas contracciones incrementan la sensibilidad en el clítoris, la vagina y el ano, y mejoran la percepción del placer. Cuando llega el orgasmo, los músculos del suelo pélvico, especialmente el pubocoxígeo, realizan una serie de contracciones rítmicas, rápidas e involuntarias que forman parte esencial de esa sensación intensa y pulsante que se siente en la pelvis al alcanzar el clímax. Básicamente, cuándo alcanzas el orgasmo notas unas pulsaciones en la zona vaginal, ¿no? Pues ese es tu suelo pélvico, contrayéndose y relajándose rápidamente.

Por lo tanto, sin la actividad de estos músculos, el orgasmo simplemente no sería igual, ni mucho menos lo sentiríamos como una experiencia físicamente intensa y (más o menos) profunda.

¿Por qué es importante tenerlo fuerte y funcional?

Un suelo pélvico fuerte, flexible y bien coordinado mejora la irrigación sanguínea, aumenta la capacidad de respuesta a los estímulos, facilita la lubricación natural y puede intensificar tanto la excitación como el orgasmo. Imagínatelo contrayéndose con fuerza y relajándose con suficiente elasticidad y rapidez: esta sensación que sentimos en la cúspide del clímax, si se da intensamente, genera placer; es por eso que, cuanto más sano esté este conjunto muscular, mejor sentiremos el orgasmo.

Además, permite modular el control muscular durante la penetración o la estimulación, lo que favorece una experiencia más satisfactoria.

Por el contrario, un suelo pélvico laxo o tenso en exceso puede interferir con la excitación, provocar dolor o dificultar el orgasmo. ¿Sabes la sensación de orgasmo «flojo»? ¿De sentir dolor en la penetración? ¿Sentir que te cuesta lubricar? Estos son solo algunos de los síntomas de un suelo pélvico que necesita sanar y ponerse en forma.

Ejercicio práctico: Ubica tu suelo pélvico

Este ejercicio es facilísimo y te ayudará a ubicar el suelo pélvico; así ganas más consciencia y control sobre este grupo muscular y mejoras su salud y tu sexualidad. Un poco como cuando hacemos pilates y aprendemos a detectar músculos que no teníamos en consideración: eso nos ayuda a prevenir lesiones y a entender nuestro cuerpo como un mecanismo equilibrado y delicado al que prestarle atención en todas sus partes.

1. Siéntate o recuéstate cómodamente, con la espalda recta y los músculos del abdomen, glúteos y muslos relajados.

2. Imagina que estás orinando y necesitas detener el flujo de orina a mitad de camino.

3. Trata de hacer esa contracción interna, sin apretar los glúteos ni el abdomen.

4. Siente cómo se elevan ligeramente los músculos dentro de la pelvis: si estás haciendo bien la contracción, los músculos se activan hacia adentro y hacia arriba.

5. Mantén la contracción entre 2 y 3 segundos, luego relaja por completo durante 5 segundos.

6. Repite esto cinco veces, solo para detectar, ubicar y conectar con estos músculos.

Importante: ¡no hagas este ejercicio mientras realmente orinas, solo imagínalo! Detener el flujo de orina frecuentemente puede afectar a la actividad de la vejiga, originando un problema donde no lo había.

4

Más allá de los genitales: zonas erógenas

Una zona erógena es una parte del cuerpo que, al ser estimulada, puede generar excitación sexual, placer o incluso orgasmos. Y hasta aquí te sabías la lección, me imagino.

Desde el punto de vista neurológico, se trata de zonas donde hay alta densidad de terminaciones nerviosas sensoriales, como los mecanorreceptores de los que hemos hablado, que envían señales al cerebro a través de nervios específicos.

Pero lo que no sabías, y que resulta aún más interesante, es que cada persona tiene un mapa erógeno diferente, aunque hay zonas que comúnmente nos excitan a casi todo el mundo. Eso se debe a que la distribución de las regiones de nuestro cuerpo por donde percibimos placer está ligada no solo a nuestra red nerviosa, sino que también se ve condicionada por nuestras vivencias y experiencia emocional.

De hecho, podríamos dividir las zonas erógenas en dos macrocategorías:

- Primarias (genitales y boca): clítoris, glande, labios, pezones, ano, lengua. Estas tienen abundante inervación y una respuesta fisiológica directa.
- Secundarias: cuello, nuca, abdomen, espalda baja, muslos internos, detrás de las rodillas, orejas, muñecas... Se trata de zonas donde la respuesta depende más del contexto, la estimulación y la experiencia personal, y menos de la densidad nerviosa.

Pero ¿por qué varían de unas personas a otras? Pues porque la erogeneidad no es fija ni universal, ni algo estático, sino que depende de diversos factores:

- Distribución nerviosa individual: no todas las personas tienen la misma sensibilidad en las mismas zonas ni los estímulos se procesan de la misma forma; de hecho, es muy difícil que un mismo tatuaje, pellizco o cosquilleo se sienta igual en cuerpos diferentes.
- Experiencia y aprendizaje: una zona puede volverse erógena con el tiempo, especialmente si ha sido estimulada de forma placentera, repetida y en un contexto positivo. De la misma forma que puede empezar a gustarte una comida que asocias con momentos placenteros de tu vida.
- Contexto emocional: el estado anímico, la confianza, la relación con la pareja sexual y la ausencia de tensión o traumas influyen en cómo se percibe la estimulación.
- Cultura y educación sexual: lo que se aprende sobre el placer condiciona qué zonas se exploran y cómo se perciben. Si crecemos pensando en que una zona del cuerpo nos debería generar vergüenza o rechazo, es probable que no nos sintamos muy conectadas a ella

y no podamos disfrutar del placer que suscita. Desafortunadamente para muchísimas personas, esa zona del cuerpo es la vulva.

¿Cómo se vuelve erógena una zona?

Una zona del cuerpo puede volverse erógena cuando se dan estos tres factores:

- Estímulo sensorial repetido y placentero.
- Activación cerebral vinculada al placer.
- Ausencia de interferencias (miedo, dolor, vergüenza).

Cuando algo toca tu piel, ya sea una caricia, una vibración o la sensación de una temperatura, el cuerpo registra ese estímulo a través de los receptores nerviosos. Pero lo que tú sientes no está en la piel, sino en el cerebro, ya que es él quien interpreta si eso es agradable, excitante, neutro o molesto. Y esa interpretación no es automática: está mediada por tu historia, tu contexto, tus creencias y tus asociaciones emocionales.

De hecho, dos personas pueden recibir el mismo tipo de caricia en la misma parte del cuerpo y tener reacciones opuestas. ¿Por qué? Porque lo erógeno no es un punto fijo: es una red de significados. Las zonas erógenas se entrenan y se descubren, no se nace con un mapa cerrado y colectivo.

Si una parte de tu cuerpo ha sido estimulada con ternura, deseo o juego y tú estabas en un estado emocional de apertura, es muy probable que tu cerebro registre ese impulso como placentero y haga memoria de eso. Con el tiempo, ese aprendizaje se carga de significado y se consolida, de forma más o menos consciente. Igual tú ni te acuerdas, pero es así como se genera una asociación positiva entre esa zona, ese tipo de estímulo y el placer.

Del mismo modo, si una parte del cuerpo ha estado asociada con vergüenza, incomodidad o trauma, el organismo puede bloquear su respuesta placentera y el cerebro, entonces, no da permiso para excitarse.

Pero entonces dirás: «He tenido un montón de experiencias positivas y, aun así, hay zonas que ni fu ni fa». Correcto, y es que no todo estímulo táctil se convierte en placer. La atención consciente juega un papel crucial: si estás distraída, tensa, pensando en otra cosa, incómoda emocionalmente o tienes frío, es probable que tu cerebro ni siquiera registre el estímulo como erótico, aunque físicamente sea muy efectivo. Pero si estás presente, si te permites explorar sin juicio, el cerebro puede amplificar la señal de forma exponencial. Dicho de otra forma, la percepción erótica es también un ejercicio de foco.

Resumiendo, este proceso modifica la representación cerebral de esa zona en la corteza somatosensorial —la encargada de procesar las sensaciones— y emocional, lo que aumenta su capacidad de generar placer. Es decir, el cuerpo y el cerebro aprenden juntos que «eso se siente bien»; por tanto, es más probable que el cerebro anticipe y amplifique el placer cuando esa zona está siendo estimulada.

A partir de ahora piensa en una zona erógena como una interfaz entre la piel y el cerebro, donde la estimulación física se convierte en sensación placentera. No hay un mapa universal, porque cada cuerpo y cada historia son distintos, al igual que las asociaciones entre experiencias y emociones que se dan a lo largo de nuestra vida. Lo que define que una zona sea erógena no es solo la anatomía, sino también las vivencias, el deseo y el vínculo emocional con quien toca o con quien se deja tocar.

Ejercicio práctico: Tu mapa erógeno

A solas o en pareja dibuja o imprime la silueta de un cuerpo y marca en rojo tus zonas más erógenas, en naranja las que te produzcan placer según cómo se estimulen y en azul las que te gusta que se acaricien en momentos de intimidad no sexual.

En el mismo dibujo, junto a cada parte del cuerpo, describe con una palabra qué tipo de estimulación te gusta (por ejemplo, al lado de la oreja: «mordisquito»).

Ahora toca lo más divertido: que ese mapa sea una guía a la hora de pedirle un masaje erótico a tu pareja sexual.

5

El orgasmo (no es lo mismo que el placer)

Aunque muchas veces se usan como sinónimos o se da por hecho que si existe uno tiene que existir el otro, orgasmo y placer son fenómenos distintos, e igual de válidos. El placer es una experiencia sensorial, emocional y cerebral que puede aparecer en distintos momentos del encuentro sexual, con o sin orgasmo. Es gradual, puede ser sostenido o intermitente, y no tiene una forma única, ni siquiera en la misma persona.

El orgasmo, en cambio, es una respuesta neuromuscular involuntaria, un reflejo: un pico breve e intenso de excitación que se manifiesta con contracciones rítmicas del suelo pélvico, aumento de la frecuencia cardíaca, cambios respiratorios y liberación de neurotransmisores como oxitocina, dopamina y endorfinas. Es el clímax, no todo el viaje.

Como mencionamos, se puede tener placer sin orgasmo, y también, aunque menos deseable, se puede alcanzar un orgasmo sin sentir demasiado placer, sobre todo si se da de forma automática, por tensión acumulada o desconexión emocional.

¿Te suena de algo esas veces que el succionador se encarga de todo y ni siquiera te dedicas tiempo para disfrutarlo?

Lo que quizás no sabes sobre el orgasmo es que cuando se produce se activan más de 30 áreas del cerebro, incluyendo el cerebelo, la amígdala, el hipotálamo y la corteza prefrontal.[1] En los estudios con resonancia magnética funcional (FMRI), se ha visto que durante el orgasmo la actividad cerebral no disminuye, sino que aumenta casi como un estallido. Como explica Barry Komisaruk, uno de los principales investigadores en neurociencia del orgasmo, «el cerebro está más activado durante el orgasmo que en casi cualquier otra experiencia humana».

En resumen, el placer es amplio y subjetivo, y puede durar mucho más que el orgasmo. El orgasmo es un evento neuromuscular breve, intenso y poderoso. No siempre van de la mano, pero cuando se encuentran cuerpo, emoción y cerebro la experiencia puede ser profundamente satisfactoria.

Ejercicio práctico: ¿Es placer u orgasmo?

Muchas personas tienen dudas o dificultades a la hora de reconocer cómo se siente el orgasmo, influidas por las expectativas de la pornografía o de los relatos de otras personas. Así que este ejercicio te va a orientar a reconocer qué placer y cómo te lo proporciona tu cuerpo, sin necesidad de llegar al orgasmo.

Si tienes clarísimo qué es una cosa y la otra, esta técnica también te echará un cable para autodescubrirte con más consciencia y presencia.

1. Respira y céntrate: siéntate o túmbate, respira profundamente y lleva la atención al cuerpo. No intentes dejar de pensar, sencillamente desplaza tu pensamiento a las sensaciones que te produce tu piel.

→

2. Explora tu cuerpo sin genitales: tócate con suavidad brazos, cuello, espalda, piernas... Cambia ritmo y presión. Pregúntate:

- ¿Esto me gusta?
- ¿Dónde tengo más sensibilidad? ¿Podría definirse como placer?
- ¿Cómo lo tengo que hacer para que me guste más?

3. Incluye genitales si te apetece (opcional): tócate sin buscar el orgasmo, observa si cambia la energía o si surge una ola de tensión. Guíate por tus sensaciones, sin autoexigencias.

4. Para y siente: deja de tocar y observa qué queda: ¿placer suave?, ¿descarga?, ¿curiosidad?, ¿ganas de más?

Vaginal vs. clitoriano

Hablar de placer sexual no es solo hablar de cuerpos: es hablar de creencias, de lo que se nos dijo que «debería» ser placentero, de lo que aprendimos o nos impusieron como «lo normal». Y una de las creencias más arraigadas y dañinas es esta: que el sexo «de verdad» ocurre cuando hay penetración vaginal y que el orgasmo debería llegar ahí, en ese punto exacto, como si el cuerpo hubiera sido diseñado para sentir placer erótico solo por esa vía. Esta creencia ha condicionado la forma de disfrutar de muchísimas personas, incluida yo.

Lo que creemos sobre el placer y cómo debe sentirse o cuándo debe llegar impacta profundamente en nuestra satisfacción sexual. No es solo que aquello que pensamos afecta a cómo nos sentimos, es que modifica cómo percibimos lo que sentimos. La mente crea contextos y, en el placer, el contexto lo es todo: hay estudios que justamente hablan de cómo una percepción del placer distorsionada también lo altera.

Investigaciones recientes han demostrado que la satisfacción sexual en mujeres cisgénero no depende solamente de si hay orgasmo, sino de cómo se alcanza. Aunque la estimulación directa del clítoris es, con diferencia, la forma más fiable de llegar al orgasmo, muchas parejas siguen privilegiando la penetración vaginal.[2]

Los datos hablan por sí solos: un estudio de 2021 reveló que solo el 22 por ciento de las mujeres reportó haber alcanzado un orgasmo con penetración vaginal, y apenas el 6,6 por ciento la consideraba su vía más fiable de acceso al orgasmo; el mismo estudio evidenció que para el 82,5 por ciento de ellas la ruta más certera hacia el orgasmo era la estimulación exclusivamente clitoriana.[3]

¿Por qué a pesar de que el clítoris aporte más placer, seguimos evaluándolo como un orgasmo de segunda categoría y buscándolo por vía vaginal? Por muy absurdo que parezca, es porque la idea de que el coito es la «verdadera» forma de sexo está profundamente interiorizada en nosotras y, por supuesto, socialmente arraigada y legitimada.

Si crees que este tema no va contigo, piensa en cada escena de película, cada conversación mal informada, cada clase de anatomía y de educación sexual que omite el clítoris como si fuera un detalle menor. Todo esto, al final del día, nos lo llevamos a la cama y sentimos que, si el orgasmo lo alcanzamos solo por el clítoris, algo nos está faltando.

Afortunadamente (o no) el cuerpo no responde a mitos, sino que sigue sus propias leyes y se guía, sobre todo, por los sentidos. Durante una relación sexual sin estimulación directa del clítoris, solo un tercio de las mujeres llega al orgasmo.[4] De 100, solo 33.

Y, aun así, muchas sienten que los orgasmos obtenidos por otros medios (oral, manual, incluso a solas) son «de segunda clase». No porque lo sean fisiológicamente —no hay evidencia que indique que sean menos intensos o placenteros, todo lo contrario—, sino porque no encajan con lo que se nos dijo que debería ocurrir y eso nos genera alguna contradicción.

Entonces, cuando una mujer no llega al orgasmo durante la penetración, ¿qué ocurre? Muchas sienten que algo no va bien, que ellas fallan e incumplen con el concepto de deseabilidad que han aprendido, como si sus cuerpos fueran una excepción, una anomalía. Y es ahí cuando aparece la vergüenza, la culpa y la angustia. En mis sesiones de terapia sexual y de pareja se aprecia claramente el mismo patrón: se fuerza una respuesta que no es orgánica, se finge y, finalmente, se desconecta. Ya sea a solas o en pareja, este círculo vicioso alimenta una profunda cadena de insatisfacción.

La estimulación del clítoris, ese órgano principalmente dedicado al placer, sigue siendo marginada incluso dentro de muchas relaciones sexuales estables y largas. Y no por falta de deseo, sino por falta de reconocimiento, legitimidad y naturalización. Al clítoris y a las prácticas eróticas no penetrativas se los sigue tratando como un extra opcional, un «preliminar», cuando para la gran mayoría de las mujeres y personas no binarias con vulva es el centro erógeno de su respuesta orgásmica. Dicho de otra forma: sin estimulación del clítoris se reducen exponencialmente las probabilidades de tener un orgasmo (o más de uno).

No es casualidad, entonces, que la penetración tenga un peso desproporcionado en cómo se mide la calidad del sexo: como si el objetivo fuera cumplir con un estándar externo, no con el propio cuerpo, y como si el placer fuera algo que ocurre cuando todo sale como se supone que debe ser, y no cuando sucede lo que realmente deseamos.

Vale, entonces, ¿qué hacemos? Quédate con esto a modo de resumen:

- Empecemos por desmitificar y por comprender que el placer no sigue una fórmula única ni responde a una moral universal.
- Que no hay tipos de orgasmo «mejores» que otros, ni más válidos ni más correctos. Si son más deseables por alguien que no seas tú, el problema no es tuyo ni de tu cuerpo: es de las expectativas y la falta de conocimiento de la otra persona.
- Que las vías del placer son múltiples —ni siquiera dependemos solo de los genitales para sentir placer y orgasmos, en breve profundizaremos en este punto—, y que el clítoris, con sus más de 10.000 terminaciones nerviosas, no es un «bonus»: es un órgano central en nuestra sexualidad. Exactamente como lo es la lengua en el gusto o el oído en la audición.

Reconocer esto no es restarle valor a la penetración, sino quitárselo como medida obligatoria y única en el sexo. De hecho, lo que me gustaría transmitirte es que en las relaciones es importante abrir el juego a más posibilidades, tener más cartas entre las manos para diversificar las jugadas y hacer que ese momento sea verdaderamente divertido, sorprendente y en línea con nuestro placer, no condicionado por las expectativas socioculturales.

Si estás leyendo esto ahora, te encuentras cada vez más cerca de permitirte disfrutar según tu propia forma de satisfacción, sin la presión de asemejarte a lo que otros dicen que debe ser. También estás autorizando a tu cuerpo a sentir de verdad, guiándose por los sentidos y no por el sobreanálisis que más de una vez has tenido que hacer para sentirte apta sexualmente.

Porque al final, como ocurre con todo lo importante en la vida, en el placer no se trata de cumplir con lo que se espera de ti, sino de escuchar lo que el cuerpo dice y creerlo.

Voy a ilustrar con un ejemplo cotidiano lo que acabo de explicarte:

Es la historia de Anna, nombre ficticio de una persona que acudió en busca de mi asesoramiento sexológico. Tiene treinta y cuatro años, lleva años con su pareja, y han tenido lo que muchos llamarían una vida sexual «normal»; eso sí, orgasmos durante la penetración, ninguno. Pero no habla de ello, porque siente que es «su problema». Lo que sí sabe es que cuando se masturba o tiene otro tipo de estimulaciones más allá de la penetración, llega al clímax en pocos minutos y de forma satisfactoria. Eso por un lado la alivia y por el otro le genera una duda: ¿eso cuenta? ¿Está bien disfrutar de esa manera? El hecho de gozar a solas y no tanto en pareja —por lo menos a través de la penetración, práctica más que frecuente entre ellos— hace que se sienta culpable y que, poco a poco, aplace los momentos de relaciones sexuales conjuntas para no afrontar esas inseguridades; además, cada vez disfruta menos del sexo con su chico, que considera «mecánico» y algo aburrido.

Su pareja se siente cada vez más distante de ella, sexual y emocionalmente, creyendo que el deseo de Anna ha desaparecido y resignándose a que su relación ya no es la del principio. Los conflictos son cada vez más frecuentes y ambos sienten cierta desconexión entre ellos.

Esta consulta es frecuente en terapia sexual y de pareja, y relativamente sencilla de gestionar. A pesar de que hay muchas variables y también pesa la historia individual de cada uno —que no estoy mencionando—, a nivel sexológico una forma de gestionar esta situación es reconectando la pareja en lo emocional, restaurando su intimidad no sexual y promoviendo hábitos de cariño y atenciones. Paralelamente, por el otro lado, se propone un abanico de prácticas de placer que van más allá de la penetración, incluyendo eventualmente esta última como una actividad más entre muchas.

La educación sexual en consulta sería clave para que ambos sintieran lo importante que es salir de los esquemas preconcebidos; deconstruir las creencias que tienen acerca del sexo es esencial para restaurar una sexualidad más placentera.

Fingir el orgasmo

Se trata, con seguridad, de uno los puntos más esperados de este libro: fingir los orgasmos. ¿Quién no lo ha hecho alguna vez? Es de esperar que, si la cultura sexual de la que procedemos está tan distorsionada por las expectativas, lo más probable es que acabemos teatralizando el momento o el mismo placer.

Y es que esto tiene un largo historial: durante mucho tiempo, fingir un orgasmo ha sido una especie de secreto colectivo entre mujeres, como una escena que se repite en distintas camas, distintos cuerpos, distintas edades y lugares del mundo. Una actuación que no necesariamente nace del engaño ni de la mala intención, sino todo lo contrario: muchas veces enfatizar gemidos nace del afecto, del miedo, del deseo de no romper algo y de no herir la autoestima de la otra persona. La estrategia de fingir tiene como objetivo proteger la conexión o simplemente de cerrar un capítulo que no fluía.

Según un estudio representativo en Estados Unidos, el 58,8 por ciento de las mujeres ha fingido un orgasmo alguna vez.[5] Es casi seis de cada diez. Y lo interesante no es solo la cifra, sino lo que dice de cómo entendemos el sexo, el placer y la validación emocional dentro de la relación sexual.

Muchas mujeres afirman haber querido hablar de lo que les gusta, de cómo se sienten, de lo que desean, y, sin embargo, el 55,4 por ciento decidió no hacerlo.[6] La comunicación, en el sexo, sigue siendo una frontera difícil de cruzar para muchas parejas.

Fingir, entonces, se convierte en una forma de salir del paso. En algunos casos, como acabo de señalar, se hace por el otro: para no herirlo, para reforzar su autoestima, para confirmar —aunque no sea cierto— que «todo ha ido bien». A esto se le llama «engaño altruista» y tiene un tono afectivo, un propósito de cuidado y protección hacia el otro en detrimento del propio disfrute. Pero hay otras motivaciones, en este caso más ligadas a la autoprotección: miedo, inseguridad, ansiedad, presión. Incluso hay quienes lo hacen como forma de cerrar una relación sexual que no desean continuar.

Hay mujeres que fingen con la esperanza de que hacerlo les despierte mayor excitación. No se trata de manipular, sino de enfatizar para erotizar el ambiente y así «ponerse a tono» a sí mismas; algo como exhortar el cuerpo para que reaccione como «debería» porque, si el otro está disfrutando, ¿no sería lógico que yo también lo hiciera? ¿No es eso lo que se espera de mí?

En el fondo, muchas veces fingir no es otra cosa que un intento de encajar, tanto en las expectativas propias como en las de la pareja y, yendo un poco más allá, en el guion cultural que hemos interiorizado, que insiste en que el buen sexo termina con un orgasmo.

Si no lo hay, parece que algo falló y que toda la experiencia ha sido inútil.

Es importante subrayarlo: el 90 por ciento de los hombres se interesa por si su pareja tiene un orgasmo.[7] Pero el 70 por ciento de las mujeres que fingen lo hacen para no herir los sentimientos de él.[8] Esta desconexión evidencia un problema más profundo: no se trata de una falta de cuidado, sino de lenguaje, una carencia de herramientas para hablar sin herir, para decir lo que necesitamos sin sentirnos culpables, para recibir lo que el otro dice sin tomárnoslo como una crítica.

Fingir el orgasmo, entonces, no es solo una anécdota, sino un síntoma del miedo a la honestidad cuando se mezcla con el deseo. Y es también una oportunidad de preguntarnos cómo construimos el encuentro, qué papel juega la validación externa en nuestro placer y por qué a veces sentimos que necesitamos «interpretar» lo que no estamos sintiendo.

Y si pensabas que era algo propio solo de las mujeres, que sepas que es más democrático de lo que crees: un 25 por ciento de los hombres heterosexuales también ha fingido un orgasmo.[9] Aunque todavía no hay estudios específicos en hombres homosexuales, esta cifra rompe el estereotipo de que fingir es exclusivamente «cosa de mujeres».

Esto nos enseña que la presión por rendir, complacer o no decepcionar es común a todos los géneros y que lo que nos une, independientemente del cuerpo que tengamos, es la inseguridad.

¿Y sabes que es lo irónico de todo esto? Un 14 por ciento de las mujeres y un 42 por ciento de los hombres cisgnénero no saben distinguir cuándo su pareja tiene un orgasmo y cuándo no.[10]

En conclusión: si crees que la comunicación no verbal es suficiente para que tu pareja sepa o no qué y cómo te gusta, aquí tienes la prueba de que no hablar tiene sus límites, y de que si algo tan importante entre vosotrxs se basa en suposiciones, fingir se convierte no solo en posible, sino en probable.

Ejercicio práctico: Entrena tu comunicación sexual

La comunicación con nuestra pareja previene de fingir orgasmos, nos acerca al placer y a la satisfacción compartida. Para ello es importante que generes un entorno cómodo donde la otra persona también se sienta a gusto, sustituyendo silencios y deducciones con información. Estas guías te van a ayudar:

- Si me lo haces con esta presión/velocidad, no voy a tardar nada...

- Estoy disfrutando mucho esto, me gustaría que te mantuvieras un rato aquí...

- Me encanta que me hagas esto, no pares.

- Esto me distrae un poco; si me lo haces de esta otra manera me gusta más.

- Necesito ir más lento para que lo disfrute más, tómatelo con calma.

También puedes facilitar la conversación con preguntas:

- ¿Quieres que siga haciendo esto o prefieres que cambie?

- ¿Te está gustando? Me pondría mucho que me guiaras...

- ¿Quieres cambiar de postura?

- ¿Te gustaría que probáramos algo nuevo?

- ¿Quieres que siga? ¿O te apetecen mimos? ¿Un vaso de agua?

Recuerda que puedes intercambiar información incluso después de que hayáis tenido un encuentro sexual. Ese momento se suele llamar *aftercare* y es propicio para una conversación de calidad, ya que es más fácil que sintáis conexión, cariño y/o relajación sin exigencias.

¿Cómo reducir la brecha orgásmica?

Ya hablamos de la «brecha orgásmica», de cómo, estadísticas en mano, los hombres cis alcanzan el orgasmo casi siempre (95 por ciento), mientras que en mujeres heterosexuales la cifra ronda el 65 por ciento. Y, aunque las mujeres lesbianas lo consiguen en mayor proporción (86 por ciento) —un reflejo de cómo la orientación, las prácticas y la comunicación influyen—, quiero proponerte otro enfoque: uno que deje de medir para empezar a transformar.

Durante décadas, hemos aprendido, muchas veces sin saberlo, que el sexo «real» es aquel que culmina con penetración vaginal y que el orgasmo «de verdad» es el que ocurre ahí. Es un guion silencioso que se repite incluso sin diálogos; sabemos que es así. Sin embargo, investigaciones de 2020 demuestran algo revolucionario: las mujeres a las que les cuesta más alcanzar el clímax —generalmente heterosexuales— incrementan su frecuencia de disfrute y orgasmo cuando reciben estimulación clitoriana.[11] Así que, ¿por qué no aplicarlo en la práctica?

Como ejercicio práctico, antes de empezar, habla con tu pareja y consensuad alguna práctica de placer que tenga en cuenta al menos un momento dedicado a la estimulación continua del clítoris. Sobre todo, tomáoslo sin prisas ni exigencias.

Decir lo que nos gusta y preguntarlo de vuelta no es solo un acto de honestidad, sino también una medicina contra la ansiedad. Aún hoy, más del 40 por ciento de las mujeres prefieren callar sus deseos por no herir o avergonzar a la pareja[12] —o eso creen que hacen—: esa falta de diálogo retiene el placer dentro del cuerpo y aumenta la brecha entre el placer que experimenta una persona y el que no disfruta la otra. Una comunicación abierta no solo alivia tensiones, sino que construye espacios para el disfrute compartido, además de permitir que haya conexión y mayor conocimiento en la pareja.

Vale, pero ¿y si me cuesta muchísimo hablar? ¡Es incómodo si nunca lo he hecho antes! Antes de que lo pienses tú, lo digo yo; lo entiendo, me pasaría lo mismo a mí, y lo veo en consulta constantemente, 24/7. Para salir del apuro sin sacrificar el placer, ahí va un ejercicio que, además de útil, es divertido: el método *show and tell* consiste en guiar suavemente la mano de tu pareja sobre el cuerpo, durante la relación sexual, y decir «eso me gusta», o no, para que lo repita o lo cambie. Sin dramas, sino con autenticidad y curiosidad.

Por otro lado, muchas mujeres siguen sin explorarse a sí mismas ni aprender sobre su propio órgano del placer y, cuando lo descubren y experimentan poco a poco el potencial erógeno que tiene, viven lo que se denomina *cliteracy* —algo así como «alfabetización sobre el clítoris»—: entender que el clítoris no es accesorio, sino el elemento central para la mayoría de los orgasmos.

Esa revelación cambia la forma de vivir sexualmente, tanto en solitario como en pareja.

Si tu caso es más bien este y necesitas entender cómo funciona tu clítoris, haz un ejercicio sencillo: sitúate frente a un espejo y familiarízate con tu vulva sin prisa, masajeando y tocando las diferentes partes que la forman; si te ayuda, anota qué, dónde y cómo te da placer. Tendrás mucha más información sobre tu propio funcionamiento y podrás decidir compartirlo con tu pareja en formato mapa erógeno.

Y para concluir este «entrenamiento», para reducir la brecha orgásmica y democratizar un poco más el clímax, te doy una última herramienta que probablemente te pueda gustar. Tanto el uso de juguetes eróticos como el *turn-taking*, o sea, dedicar tiempos de placer diferentes a cada persona dentro del acto sexual, son estrategias comunes entre mujeres lesbianas para disfrutar del sexo, sin guiones estrictos, sino dejándose fluir por los gustos y preferencias de cada una. ¿Resultado? Un importante impacto directo en reducir la brecha orgásmica, aumentar la satisfacción y la frecuencia de las relaciones —a diferencia de lo que se cree socialmente—. ¿Qué podemos aprender de sexualidades no heteronormativas? Que el sexo es mucho más amplio de lo que imaginamos, que la penetración no lo es todo y que la diversidad forma parte de las personas, ya sea porque una necesita 20 minutos de estimulación y la otra 2, o bien porque los gustos de una no tienen nada que ver con los de la otra.

Con ello pretendo recalcar que sincronizar vuestras necesidades es fundamental, más que intentar encajar en estándares aprendidos; asimismo, complementar la penetración —que no sustituirla necesariamente— con otras prácticas favorece la exploración, amplía el repertorio y mejora la complicidad de la pareja.

Para el último punto, este ejercicio será de enorme ayuda: dedicad un día de placer a la otra persona, sin tener que recibirlo vosotras; una persona recibe atención completa (manual, oral, vibradores…) mientras que la otra proporciona la estimulación o, sencillamente, observa. Otro día, se cambian los roles. Si os apetece, comentad qué sentisteis, sin presiones ni comparaciones.

El multiorgasmo

Antes de abordar uno de los temas más interesantes dentro de la sexualidad, hagamos un brevísimo inciso. El discurso sexual dominante ha intentado meternos en una línea recta que empieza en la excitación, pasa por la penetración, termina en el clímax y, luego, si hay suerte, nos deja una siesta reparadora.

Pero el placer no es una autopista de un solo sentido, es más bien un mapa lleno de desvíos, caminitos de tierra, curvas inesperadas y, por qué no, repeticiones. Y si hay algo que desafía por completo esta idea de sexualidad lineal es el fenómeno de los orgasmos múltiples.

A pesar de lo seductor del concepto, los orgasmos múltiples siguen siendo un terreno poco explorado en la literatura científica. ¿Por qué? Por la sencilla razón de que aún no logramos ponernos del todo de acuerdo en qué significa realmente tener más de un orgasmo. Así que su propia definición es, hoy en día, un obstáculo para entenderlo.

¿Es una secuencia corta de varios orgasmos encadenados sin pausas perceptibles? ¿Es un fenómeno más largo, con minirrecuperaciones entre ellos? ¿Cuenta como multiorgasmo tener uno, parar a tomar un vaso de agua, y volver a tener otro? No lo sabemos con exactitud, es lo que tienen las experiencias subjetivas; lo cierto es que, incluso entre los estudios que se han atrevido a abordarlo, las definiciones no siempre coinciden.[13]

Lo que sí sabemos, gracias a investigaciones más recientes, es que existen personas con pene y con vulva que reportan ser multiorgásmicas con cierta frecuencia.[14] Pero ojo, porque esto tampoco significa lo mismo en todas las partes del mundo. Las encuestas señalan que el modo en que se experimentan y describen los orgasmos múltiples varía según el contexto cultural.

Lo que alguien en Buenos Aires podría denominar multiorgasmo tal vez no lo sería para alguien en Reikiavik. Y eso no solo denota las diferencias fisiológicas o del tipo de práctica sexual, sino también cómo entendemos y relatamos el placer en función de la parte del mundo en que habitemos.[15]

Por dar un poco de dimensión del fenómeno, según las investigaciones el 42,7 por ciento de mujeres habría experimentado múltiples orgasmos en alguna ocasión a lo largo de su vida.[16]

¿Es cosa solo de cuerpos con vulva? Pues parece que no: en una muestra online de 122 hombres que se identifican como multiorgásmicos, se observó que el 79,5 por ciento de ellos experimentaba entre 2 y 4 orgasmos en una misma sesión,[17] siempre acompañados de una nueva estimulación para alcanzar el siguiente clímax. Eso sí, a partir de los 30 años, el porcentaje de hombres capaces de tener orgasmos múltiples se reduce a menos del 7 por ciento.[18]

El cerebro, nuestro centro de operaciones más íntimo, todavía guarda secretos sobre esta experiencia. Sabemos que durante el orgasmo se produce un pico de actividad neural: como ya expliqué, se trata de una suerte de tormenta eléctrica en la que el cerebelo, la amígdala, el hipotálamo y la corteza prefrontal orquestan una sinfonía de sensaciones.[19] En los orgasmos múltiples se sospecha que ese pico no baja del todo entre un clímax y otro, permitiendo que la persona pueda volver a ascender sin necesidad de volver a empezar desde cero. ¿Es eso lo que permite tener varios episodios orgásmicos seguidos? Quizás. Pero aún no lo podemos afirmar con la contundencia que desearíamos.[20]

De hecho, algunos estudios apuntan a que ciertas personas presentan características de deseo y motivación sexual más elevadas, lo cual podría facilitar la vivencia de múltiples orgasmos en una misma sesión sexual.[21] Esto, más que un superpoder erótico, parece responder a una combinación de disposición psicológica, estimulación adecuada y ausencia de presiones externas. Porque, recordemos, cuando la meta es disfrutar —y no rendir— el cuerpo responde de otra manera.

Ahora bien, no todo se queda en el laboratorio. Porque, aunque no tengamos aún el mapa cerebral detallado del multiorgasmo, sí sabemos que hay prácticas que pueden favorecerlo: combinar diferentes tipos de estimulación, jugar con la respiración, tomarse pausas estratégicas y, sobre todo, no poner el orgasmo como el trofeo obligatorio que hay que alcanzar. El truco, si se puede llamar así, es dejar que el cuerpo se exprese sin interrupciones forzadas y con el tiempo suficiente para modular su propia melodía. Como un *crescendo* musical que no quiere acabar.

Así que la próxima vez que escuches hablar de orgasmos múltiples no pienses solo en un récord Guinness de repeticiones, sino en un tipo de experiencia que, cuando sucede, pone en jaque todas nuestras ideas sobre linealidad, rendimiento y normalidad. Y, más importante aún, recuerda que no hay una única forma correcta de vivir el placer, ni siquiera de contarlo.

Tipos de multiorgasmo

Según las definiciones que tenemos y las experiencias subjetivas, científicamente se han podido perfilar diferentes modos de multiorgasmo, lo cual también nos da la percepción de que hay muchas más formas de vivirlo de lo que pensamos. Así existen estas tipologías:

- Multiorgasmo en cadena (encadenado o repetido): son orgasmos que se suceden con muy breves intervalos entre ellos, a veces tan próximos que la persona no puede distinguir claramente dónde termina uno y comienza el otro. Suelen estar más relacionados con una estimulación continua, manteniendo alta la excitación.

Este orgasmo es bastante frecuente en los relatos de las mujeres cis y se asocia con un sostenimiento prolongado de la actividad cerebral en áreas límbicas.[22]

- Multiorgasmo con recuperación parcial (en oleadas o secuencial): aquí hay pausas breves entre cada orgasmo, en las que la excitación baja un poco pero no lo suficiente como para «reiniciar». Estos requieren de mayor consciencia corporal o menor inhibición mental,[23] con lo cual dejarse fluir contribuye a la experiencia.

- Multiorgasmo seco o separado de la eyaculación (en cuerpos con pene): algunas personas con pene logran tener múltiples orgasmos al separar conscientemente el orgasmo de la eyaculación,[24] permitiendo nuevas respuestas orgásmicas sin entrar en la fase refractaria (momento en el que el cuerpo se recupera entre un orgasmo y otro). Para obtener estos orgasmos se suele requerir entrenamiento físico y mental.

- Multiorgasmo diferenciado por tipo de estimulación: personas que experimentan múltiples orgasmos gracias a la combinación de diferentes estímulos; por ejemplo, uno vaginal, otro clitoriano, otro por estimulación anal, etc.[25] Aquí, la variación sensorial es la clave, más que la intensidad o la continuidad.

Ejercicio práctico: *Edging*

No es para nada obligatorio ni necesario tener orgasmos múltiples, pero si te da curiosidad y quieres probar cómo se siente un multiorgasmo a la vez que te autodescubres, hay una práctica sencilla que muchas personas reportan como útil: el *edging*. Esta técnica consiste en llevar la excitación al borde del orgasmo y detenerse justo antes de alcanzarlo,

$\rightarrow$

dejando que el cuerpo se enfríe ligeramente, para volver a empezar. Así, se crea una especie de oleaje placentero que entrena al cuerpo a no disparar la respuesta orgásmica de forma automática, sino a sostenerla, jugar con ella, ampliarla. Básicamente, entrenar tu excitación a ser más elástica.

¿Por qué funciona? Porque al frenar antes del clímax, el cerebro no activa del todo el «cierre» neuroquímico que suele venir tras el orgasmo, permitiendo mantener el umbral de excitación alto durante más tiempo. Y cuando por fin se deja pasar la ola, es más probable que otra venga detrás. ¡Probable, eh! No necesariamente siempre se da así.

Así que busca un momento para ti, dedícate un rato de intimidad y juega con tu excitación: llévala al límite y detente. Hazlo unas cuantas veces, hasta que decidas tener un orgasmo y, seguidamente, no dejes de estimularte.

Si después del clímax te resulta demasiado molesto tocarte, no sigas; la hipersensibilidad del clítoris después del clímax es natural y frecuente (el 90,9 por ciento de las mujeres y personas con vulva lo siente así).[26]

Orgasmos no genitales

¿Y si te dijera que no todo orgasmo nace entre las piernas? ¿Que hay quienes han experimentado tipos de clímax que no provienen ni del roce genital, ni del sexo, ni siquiera de un estímulo físico directo? Suena raro, sí, pero hay pruebas de esto.

La literatura científica lleva ya un tiempo recogiendo estos fenómenos que, aunque poco frecuentes, existen y merecen contarse; porque el orgasmo no es exclusivo del sexo, sino que puede manifestarse como una respuesta neuropsicológica compleja ante estímulos tan variados como el sonido, la emoción, el dolor, una canción o un bocado dulce.[27]

Uno de los estudios más completos en este campo analizó más de 800 testimonios y encontró que las experiencias orgásmicas no genitales abarcan un rango insospechado. Por ejemplo, alrededor del 10 por ciento de las personas encuestadas reportaron haber tenido orgasmos en vehículos públicos, trenes, coches, aviones, motos y bicicletas.[28] En muchos casos, el movimiento vibratorio y la presión de la ropa ajustada actuaban como desencadenantes.

También hubo quienes sintieron orgasmos tras comer, especialmente postres o comidas que, por su textura o sabor, generaban una cascada sensorial. Algunas personas, incluso, hablaron de orgasmos mientras leían libros, no necesariamente eróticos, atribuidos al placer intelectual o emocional que les provocaba un pasaje poético o una historia conmovedora.[29]

La música también aparece como un desencadenante: ciertas canciones o pasajes melódicos provocaban respuestas orgásmicas sin ningún otro tipo de estimulación. Lo mismo ocurría con la meditación, la evocación de un recuerdo emocional profundo e incluso con el contacto visual sostenido o «miradas que atraviesan», como algunos las describieron.[30]

Uno de los ejemplos más llamativos es el de quienes han llegado al clímax por rascarse una picadura de mosquito o una erupción cutánea.[31] Sí, así de absurdo, aparentemente. La mezcla entre alivio del picor, hipersensibilidad táctil y la descarga neuroquímica podría ser el cóctel responsable del episodio orgásmico.

También están los orgasmos bucales, que pueden producirse al besar o al realizar sexo oral (que no al recibirlo). Se desencadenan por la estimulación sensorial de labios, lengua, paladar y garganta, y pueden generar sensaciones intensas, a veces con contracciones uterinas o vaginales, como si de un orgasmo genital se tratara.[32]

Incluso hay quienes llegan al orgasmo escuchando a su pareja llegar al clímax durante el sexo o imaginando que están controlando su placer.[33] En estos casos no hay estimulación directa sobre el cuerpo, sino una reacción ante lo que se percibe o se imagina: la esfera psicológica que interviene en el sexo y en los juegos de poder consensuados es un elemento espoleador de gran potencia.

También está el conocido pero poco explorado fenómeno de los orgasmos inducidos por el deporte, algo llamado *coregasm* («coregasmo»). Un estudio de Herbenick y Fortenberry en mujeres encontró que un 9 por ciento había experimentado al menos un orgasmo durante el ejercicio físico, especialmente durante sesiones de abdominales, pesas, escalada, ciclismo o *pole dance*. Se los clasifica como *exercise-induced orgasm* (EIO), en contraste con el *exercise-induced sexual pleasure* (EISP), que sería la excitación sin llegar al orgasmo mientras se realiza ejercicio físico.[34]

Y no podemos dejar de referir a los orgasmos durante el sueño, una experiencia que quizás hayas sentido alguna vez. Una encuesta representativa en Estados Unidos mostró que el 66,3 por ciento de los hombres y el 41,8 por ciento de las mujeres cis han tenido orgasmos mientras dormían, muchas veces acompañados de sueños eróticos, otras no. Lo llamativo es que la mayoría de estos episodios ocurrieron diez veces o menos en toda su vida.[35]

En el caso de los hombres, hay también relatos bien documentados sobre orgasmos provocados por estimulación de la próstata, muchas veces descritos como más intensos o profundos que los genitales.[36] Aunque el mecanismo exacto no está del todo claro, la evidencia clínica los valida como experiencias fisiológicamente distintas pero igual de válidas.

Finalmente, en un estudio de neuroimagen de 2011 se encontró que la estimulación de los pezones puede activar las mismas áreas del cerebro que la estimulación genital, específicamente la región somatosensorial correspondiente a la vagina, el clítoris y el cuello del útero. En algunas mujeres cis, esto fue suficiente para inducir orgasmos sin estimulación genital directa.[37] O sea, literalmente como si se estuviese tocando la vulva, pero a través de los pezones, sin que el cerebro se entere.

¿Por qué es importante conocer todo esto? Porque el cuerpo es capaz de orquestar respuestas de placer desde lugares que ni imaginábamos, además de que el orgasmo es, más que una descarga genital, una sinfonía compleja entre el sistema nervioso, las emociones, la imaginación y la historia de cada individuo.

Así que ahora podrás empezar a pensar que el placer no está donde siempre nos dijeron que debía estar, sino que podemos entrenarnos a tener una mirada más amplia y dejarnos guiar un poco más por el inmenso poder de nuestros sentidos.

6

Problemas que afectan
a tu placer (en el cuerpo)

A veces, al deseo y al placer les cuesta estar presentes en nuestra vida y no es porque «ya no ames a tu pareja» ni porque estés «estresada» ni porque «ya no te interesa el sexo». Muchas veces, la libido y el placer son como plantas: si el terreno hormonal o físico no es fértil, no va a florecer nada, por mucho que la relación esté bien (ojo, viceversa también). Por eso, entender qué le pasa a nuestro cuerpo, en especial a nuestra salud hormonal, ginecológica y pélvica, es un paso fundamental para dejar de culpabilizarnos por lo que no sentimos.

Por cada enfermedad, síndrome o disfunción física es importante acudir a profesionales de la salud y, si se considera oportuno, a la vez acudir a profesionales de la salud mental, de pareja y sexual (figuras como la mía, por ejemplo).

Ten en cuenta que antes de recibir un diagnóstico fiable y preciso suelen pasar años y muchísimas visitas médicas: mi consejo es que si conoces tu cuerpo y sus síntomas son invalidantes en tu día a día, tanto que tus planes y tu vida sexual sufren por ello, no te rindas y ármate de paciencia. Profundizar en tu salud y exigir pruebas médicas que indaguen meticulosamente en tu malestar es tu derecho.

Ahora sí, vamos por partes.

Causas hormonales: cuando el cóctel químico cambia

Menopausia (y perimenopausia)

Tenemos un relato tremendamente malo de la menopausia y, más allá de la lectura terrible, que también nos puede alejar de nuestro placer y sexualidad, la menopausia no solo es «el final de la regla», sino una transición hormonal profunda en la que los niveles de estrógenos bajan, y con ellos, la lubricación vaginal, la elasticidad de los tejidos genitales y, en muchos casos, el deseo.

Algunas mujeres también experimentan cambios en el sueño, el estado de ánimo o el cuerpo que afectan a su autoestima y, con ello, al placer. La perimenopausia, esa fase previa que puede durar años antes de la menopausia en sí, también viene cargada de altibajos hormonales que impactan sobre la vida sexual.

¿Eso significa que estamos predestinadas a tener bajos los niveles del deseo? No necesariamente; hay quien tiene una magnífica relación con su sexualidad, una fuerte adaptabilidad a los cambios y una experiencia de la menopausia mucho más amable. Todo esto previene el declive en nuestra satisfacción sexual y, de hecho, nos da la oportunidad de aprovechar esta nueva etapa de nuestra vida con más conocimiento y confianza.

Postparto

Aunque muchas veces se habla de la lactancia, el postparto en sí es una etapa fisiológica profundamente marcada por los cambios hormonales que afectan al deseo, al placer y a la función sexual. De hecho, la caída de estrógenos y progesterona tras el parto puede causar disminución del deseo sexual, sequedad vaginal y cambios en la lubricación y en la sensibilidad.

Por otro lado, el cansancio extremo, el cuidado del bebé, los cambios corporales, la cicatrización (tras una episiotomía o una cesárea) y las alteraciones del estado anímico son factores comunes que disminuyen el interés por el sexo.

Según un estudio publicado en 2021, aproximadamente el 90 por ciento de las mujeres experimenta dolor durante la primera relación sexual tras el parto. Además, casi una cuarta parte continúa reportando dolor sexual 18 meses después.[1]

Lactancia

Durante la lactancia, el cuerpo genera prolactina, una hormona que favorece la producción de leche, pero que puede suprimir el deseo sexual. Además, los estrógenos bajan, lo que genera sequedad vaginal y hace que muchas mujeres sientan molestias durante la penetración.

Súmale a todo ello el cansancio, la falta de sueño, un cuerpo que cambia, un/a bebé que depende de ti todo el tiempo y entenderás por qué muchas personas sienten que el deseo se ha esfumado. No tiene que ver con la voluntad de desatender las relaciones sexuales en la pareja; son la biología y el contexto los que lo ponen difícil.

Síndrome premenstrual

En los días previos a la menstruación, muchas mujeres sienten:

- Irritabilidad o hipersensibilidad.
- Inflamación, molestias pélvicas, menor lubricación.
- Cambios de humor o baja autoestima corporal.

Estos cambios hormonales pueden conllevar que el deseo baje o que el placer sea más difícil de alcanzar, aunque en otras personas puede subir.

Es una etapa muy infravalorada que puede tener mucho impacto en la vivencia sexual; incluso hay personas que sufren de síndrome disfórico premenstrual (SDPM), una forma más grave y clínica del síndrome premenstrual (SPM) que puede tener un impacto importante en el placer sexual y la salud emocional de quien lo experimenta.

A diferencia del SPM, el SDPM interfiere seriamente en la vida diaria, incluyendo las relaciones íntimas. Algunas personas lo describen como «ser otra persona durante unos días», y durante ese tiempo el placer sexual no solo se vuelve inaccesible, sino incluso molesto o doloroso emocionalmente.

Ojo, parece algo infrecuente, pero no lo es tanto, aparte de ser sumamente infradiagnosticado (como muchísimas dolencias que tienen la salud vulvovaginal como protagonista): el SDPM afecta aproximadamente al 3-8 por ciento de las mujeres en edad reproductiva en todo el mundo.[2] Ergo, como si toda la población de España, Francia y Argentina juntas vivieran con SDPM.

Trastornos ginecológicos y pélvicos: cuando el dolor apaga el placer

Síndrome de ovario poliquístico (SOP)

El SOP no es solo «quistes en los ovarios», como muchos creen, sino que se trata de un trastorno hormonal complejo que puede alterar los niveles de testosterona, estrógenos y progesterona (nuestras hormonas sexuales). Muchas personas con SOP tienen ciclos menstruales irregulares, acné, vello corporal en exceso, cambios de peso y, por supuesto, también una bajada en la libido. ¿Por qué? Porque el desequilibrio hormonal afecta directamente el deseo sexual. La testosterona, aunque en pequeñas cantidades, es clave en el apetito sexual en todos los cuerpos, no solo en los que tienen pene. Si se altera su producción o su acción, el deseo puede «desaparecer» como por arte de magia.

Vaginismo y dispareunia

El vaginismo es una contracción involuntaria de los músculos del suelo pélvico que hace muy difícil, o incluso imposible, la penetración; sin embargo, la dispareunia es el nombre clínico para el dolor genital durante las relaciones sexuales. No son lo mismo, aunque tienen en común la insatisfacción a la hora de tener relaciones sexuales con penetración y la fuerte contracción muscular que acompaña ambos casos.

Ambos trastornos pueden ser mayoritariamente dados por una respuesta física, psicológica o una mezcla de ambas. Lo cierto es que generan una anticipación negativa al sexo: si cada vez que hay contacto sexual hay dolor, el cuerpo aprende a evitarlo.

La prevalencia estimada del vaginismo varía entre el 1 y el 7 por ciento de las mujeres a nivel mundial,[3] lo cual podría oscilar entre 40 y 280 millones de mujeres, dependiendo del contexto y la definición diagnóstica aplicada. Para darte una idea, el vaginismo es comparable a enfermedades tan comunes como el asma o la depresión, pero con una visibilidad social y médica mucho menor.

Infecciones vaginales y urinarias

Candidiasis, vaginosis bacteriana, cistitis… Seguro que te ha tocado más de una vez acudir a algún centro de salud y aplazar tus planes porque una de estas infecciones te había honrado con su presencia. Pues sí, las infecciones genitales son más comunes de lo que creemos: pican, arden, molestan y hacen que cualquier roce sea incómodo. A veces son crónicas y otras, aunque se curen, son muy engorrosas, ya sea por la incomodidad en la consulta médica, la vergüenza o el miedo a volver a tenerlas.

En el caso de la cistitis se estima que el 50-60 por ciento de las mujeres tendrá al menos una infección urinaria en su vida,[4] por si crees que solo te toca a ti. Sin embargo, si hablamos de infecciones vaginales, las vaginosis bacterianas suelen ser la causa más común de flujo vaginal anormal en mujeres cis.[5] Se trata con antibióticos específicos (como metronidazol), pero muchas veces reaparece. Por eso hoy en día se investiga cómo restaurar y mantener la flora vaginal saludable. Aquí van algunas sugerencias, por si quieres un consejo profesional:

- Evita productos agresivos y duchas vaginales.
- Usa ropa interior de algodón, preferentemente blanca; evita prendas muy ajustadas.

- Considera probióticos vaginales u orales.
- No uses jabón ni en la vagina ni en la vulva, límpiate solo con agua, y con una vez al día es suficiente (salvo otra especificación médica).

No hay nada más común que las alteraciones de la flora vaginal, así como las infecciones por agentes bacterianos y, aunque el estigma esté aún tan presente que no permite hablar abiertamente de estas experiencias, no hay nada de qué avergonzarse. Intenta verlo como si habláramos de anginas u otitis. Más fácil, ¿no?

Endometriosis y adenomiosis

Seguro que endometriosis te suena más que adenomiosis, ya sea porque lo has leído en redes sociales, te lo ha contado una persona de confianza o porque lo sufres en tu propia piel (como es mi caso). Estas dolencias implican que el tejido del endometrio —el que recubre el útero y que expulsamos cuando tenemos la menstruación— crece fuera del útero (endometriosis) o de manera infiltrativa, dentro del propio músculo uterino (adenomiosis).

En España, unos dos millones de mujeres podrían estar viviendo con endometriosis, pero muchas ni siquiera lo saben.[6] A nivel mundial, hablamos de cerca de 190 millones.[7] ¿Sabes cuánto es eso? Más que toda Rusia —que cuenta con unos 147 millones de personas—. El diagnóstico puede tardar hasta 10 años.[8] En ese tiempo puedes ver hasta siete médicos distintos antes de que alguien pronuncie la palabra «endometriosis».[9] Está claro que hay quien no soporta tantos años sin respuestas y, al final, se autodiagnostica a través de una búsqueda en internet, de amigas en su misma situación o de la divulgación en redes sociales.

No todo el mundo tiene síntomas: entre el 20 y el 25 por ciento son asintomáticas.[10] Y cuando los hay, no son poca cosa: dolores menstruales intensos y recurrentes, inflamación pélvica crónica y, muchas veces, relaciones sexuales dolorosas que, por cierto, afectan a un 80 por ciento de quienes sufren endometriosis.[11] Su impacto en la vida sexual puede ser demoledor si no se aborda con información médica, tratamiento y acompañamiento emocional.

Como puedes deducir no es solo una enfermedad «de regla dolorosa», sino un cóctel de desinformación, tabúes, falta de acceso y abandono médico: el 45,4 por ciento de las pacientes no están satisfechas con el trato recibido[12] y muchas afirman que los profesionales no se toman en serio sus síntomas.[13]

¿Conclusión? La endometriosis no solo es una enfermedad crónica, también es una lucha constante contra el sistema sanitario que no está preparado para verla, nombrarla ni tratarla como lo que es: real y urgente. Y ojo, esto no es una declaración de guerra al estamento médico y ginecológico, sino que se trata de una oportunidad de hablar con transparencia de lo que ocurre en la consulta para que mejoren las interacciones entre profesionales y pacientes y proponer así intervenciones más alineadas con la vida de las personas con enfermedades ginecológicas.

El placer, en casos de endometriosis y adenomiosis, se vuelve una construcción delicada que requiere atención real, no frases como «relájate y ya está, está en tu cabeza». No, no está solo en tu cabeza.

Trastornos del suelo pélvico (hipertonía/hipotonía)

Ya hemos hablado del suelo pélvico como un conjunto de músculos que sostienen la vejiga, el útero y el recto. Si están demasiado tensos (hipertonía), pueden causar dolor; si están débiles (hipotonía), pueden provocar pérdida de sensibilidad y dificultades para llegar al orgasmo, sintetizándolo mucho.

Entre las principales afecciones del suelo pélvico están:

- La incontinencia urinaria: afecta a entre el 25 y el 45 por ciento de las mujeres en el mundo, aumentando con la edad. Entre el 5 por ciento y el 38 por ciento de las mujeres con incontinencia limita su actividad sexual[14] y hasta un 56 por ciento presenta disfunciones sexuales (como dolor o falta de deseo).[15]

- Prolapso pélvico: hasta un 50 por ciento de mujeres pueden presentar algún grado de prolapsos en exámenes clínicos, aunque solo el 3-6 por ciento refiere síntomas.[16] En Estados Unidos, el 41 por ciento de mujeres de entre 50 y 79 años tienen algún tipo de prolapso.[17]

- Hipertonía: en España, los trastornos genito-pélvicos dolorosos (como el vaginismo, dolor a la penetración y la dispareunia, ya abordados anteriormente) afectan aproximadamente a entre un 5 y un 16 por ciento de mujeres, con un impacto fuerte en la calidad de vida.[18]

El equilibrio muscular aquí es fundamental para una respuesta sexual placentera, satisfactoria y cómoda. Por eso, muchas fisioterapeutas especializadas en suelo pélvico trabajan el placer desde el cuerpo, para mejorar la salud muscular y así tener una vida íntima mejor, ya sea a solas o en pareja.

Enfermedades crónicas: el deseo en pausa

Fibromialgia, hipotiroidismo, lupus, diabetes y un largo etcétera pueden hacer que el cuerpo esté constantemente en modo de «supervivencia» y, en consecuencia, le cueste entrar en modo «placer». El dolor, el cansancio, la medicación o los cambios en el cuerpo afectan al deseo, pero también a la posibilidad física de disfrutar de las relaciones sexuales.

Medicamentos que interfieren

Algunos fármacos como los antidepresivos (especialmente los ISRS, Inhibidores Selectivos de la Recaptación de Serotonina), ansiolíticos, antihipertensivos, anticonceptivos hormonales o incluso algo tan inofensivo como los antihistamínicos pueden alterar el deseo sexual, la excitación y la capacidad orgásmica.

Muchas personas ignoran que su medicación puede estar interfiriendo con su vida sexual y, a veces, un cambio de dosis o de medicamento (siempre con control médico) puede mejorar mucho las cosas.

Mi consejo como profesional de la salud mental y sexual es que en la consulta médica siempre preguntes acerca de los efectos adversos en la salud sexual del medicamento que vas a tomar y que tengas un registro de los cambios que vas experimentando en tu sexualidad, para así poder valorar otro medicamento o dosis del mismo.

7

Técnicas para (re)conectar con tu placer a través del cuerpo

En una cultura que constantemente nos centrifuga hacia afuera, donde la productividad, las exigencias, la imagen y las expectativas son el motor de todo, nos desconectamos de lo más esencial: nuestro cuerpo como fuente de placer, presencia y autoescucha.

En mi consulta veo a muchísima gente que está completamente «disociada» de su cuerpo y que se pasa todo el día dándole vueltas a la cabeza, enganchada una y otra vez a cualquier pensamiento que se les cruce, aferrándose a ellos por el miedo a «perder el control».

En la cama pasa exactamente lo mismo: estamos más pendientes de si estaremos a la altura, si resultaremos atractivas a los ojos de la otra persona, si conseguiremos alcanzar el orgasmo... Un eco incesante de «¿y si...?».

Los miles de dudas que entran y salen de nuestra cabeza son la principal razón por la cual tenemos problemas en nuestra sexualidad, especialmente cuando es compartida.

Recuperar la conexión con el cuerpo no es solo un camino hacia el disfrute sexual, sino también una forma de reconectar con nosotras mismas desde el cuidado, la curiosidad y la sensibilidad. Es entrenarnos a estar en nuestros sentidos, los que nos ayudan a traducir percepciones en sensaciones y pensamientos. Los sentidos son nuestra vía de acceso al mundo.

Y como el placer no siempre aparece de forma espontánea, sino que a veces necesita espacio, atención y entrenamiento, es importante que consolidemos nuestra relación con nuestra piel.

Aquí tienes tres ejercicios distintos que te pueden ayudar a reconectar con tu placer corporal desde lugares complementarios.

Ejercicio práctico: Focalización sensorial

Este ejercicio fue desarrollado por la pareja de sexólogos pioneros en el estudio de la respuesta sexual, Masters y Johnson, y se utiliza para explorar el cuerpo (propio o ajeno) desde el contacto, sin exigencias ni metas. El objetivo no es excitarse ni llegar al orgasmo, sino aprender a sentir con más profundidad y menos presión.

Si lo haces a solas, dedica unos minutos a acariciar distintas partes de tu cuerpo con atención plena: la cara, el pecho, el abdomen, los muslos, sin buscar zonas necesariamente erógenas o los genitales. Cambia de temperatura (manos frías, cálidas), de textura (tela, aceite, dedos). Fíjate en la percepción que tiene tu cuerpo registra esas sensaciones, sin más exigencia.

Si te apetece probar en pareja, hazlo así: una persona acaricia a la otra durante unos minutos, sin tocar los genitales, sin besos, sin hablar; luego se cambian los roles. Como antes, el foco está en la atención, no en la excitación.

Se recomienda que la persona que recibe las caricias mantenga los ojos cerrados y se centre en las sensaciones de la forma más precisa y plena posible.

$\rightarrow$

¿Para qué sirve este ejercicio, que parece más meditativo que sexual?

Entrenar la atención en el cuerpo reduce la ansiedad por el rendimiento, mejora la conexión con el propio placer (o con el de otra persona) y permite descubrir nuevas zonas erógenas o fuentes de disfrute que suelen pasar desapercibidas. Así que sí, prestar atención activa lo que nos transmite nuestra piel y es el primer paso para una vida sexual satisfactoria y consciente.

Ejercicio práctico: El espejo

Este ejercicio es sencillísimo y te ayudará a construir una imagen mental de tus propios genitales a través del contacto visual con ellos.

Que sea a través de un espejo y tus ojos no es casual, ya que desde que tienes memoria es probable que te hayas relacionado con vergüenza con tus genitales, sobre todo si nos referimos a la vulva. Así que me gustaría que te dieras la oportunidad de conocerte mejor, de desmontar mitos estéticos y de fortalecer tu vínculo con el placer y la autoaceptación.

1. Busca un lugar íntimo y tranquilo.

2. Siéntate o recuéstate cómodamente con las piernas abiertas.

3. Con un espejo de mano, observa tu vulva: formas, pliegues, colores.

4. Nombra (si sabes) las partes: labios, clítoris, uretra, entrada vaginal...

5. Mira sin juzgar. Si aparecen pensamientos negativos, solo desplaza la atención a lo que ven tus ojos, no a lo que dice tu cabeza, y vuelve al presente.

6. Si lo deseas, explora suavemente con los dedos, solo para sentir qué percepciones te proporcionan las diferentes partes de tu vulva.

Ejercicio práctico: Carta a tu vulva

Busca un espacio tranquilo y escribe una carta dirigida a tu vulva. Aunque parezca un poco absurdo (soy consciente de ello; cuando aprendí esta técnica a lo largo de mi formación pensé que era una fumada), se trata de una excelente forma íntima de reconectar con una parte de tu cuerpo que muchas veces ha sido juzgada, castigada y silenciada. Además, escribir hace que nuestra forma de pensar las cosas se ralentice, siga una linealidad y cambie.

Háblale con honestidad a tu vulva: puedes agradecerle, pedirle perdón, contarle lo que sientes, lo que deseas o lo que te gustaría cambiar en vuestra relación. Empieza por donde quieras, desde el presente, el pasado o lo que te gustaría que fuerais en futuro.

No importa el tono, así que no intentes hacerla perfecta, lo importante es que salga de ti, desde tu experiencia y tus emociones.

Léela después en voz alta si te apetece. Más adelante puedes proponerte volver a escribirle, para ver si vuestra relación sigue igual que antes de escribir esa primera vez o si, de alguna manera, ahora os sentís diferentes en vuestra relación la una con la otra.

SEGUNDA PARTE
EL PLACER EN LA MENTE

El placer no es solo una cuestión del cuerpo, sobre todo es un fenómeno profundamente mental. De hecho, nuestro cerebro es uno de los principales y más potentes órganos sexuales: es a través de él que interpretamos estímulos, generamos fantasías y activamos recuerdos y anticipaciones que pueden despertar una intensa respuesta de placer, incluso sin ningún tipo de contacto físico.

Estudios en neurociencia muestran que ciertas áreas del cerebro como el núcleo accumbens, la amígdala o la corteza prefrontal juegan un papel crucial en la experiencia del deseo y la excitación. Según un estudio publicado en *The Journal of Sexual Medicine*, la mera imaginación erótica puede generar activaciones cerebrales similares a las que ocurren durante la estimulación genital real.[1] Es decir: pensar puede excitar, soñar puede activar, fantasear puede hacernos alcanzar hasta el orgasmo sin siquiera tocar el cuerpo.

Además, la mente puede ser un refugio cuando el cuerpo, por dolor, cansancio o inseguridad, no está del todo disponible. Nos permite conectar con el deseo de formas creativas, íntimas y únicas, pero, a la vez, también puede ser un obstáculo: la mente que anticipa fracaso o que se llena de exigencias puede interferir profundamente en nuestra vivencia erótica, alejándonos cada vez más del placer, atrapándonos en bucles de inseguridad.

Por eso, explorar el placer desde lo mental es clave para ampliar nuestras posibilidades eróticas; eso implica fantasear sin culpa, nombrar lo que deseamos o permitirnos divagar en nuestra imaginación, ya sea a solas o en compañía. Todo esto no solo es válido, sino sano y necesario para obtener un placer completo y genuino. Aunque puede que hayas aprendido todo lo contrario.

En los próximos apartados profundizaremos en cómo funciona el deseo, por qué las fantasías son mucho más que pensamientos accidentales, qué significan nuestros sueños eróticos y cómo enriquecer tu mundo mental puede ser una puerta directa a una sexualidad más libre y más viva.

1

La fantasía sexual

Las fantasías eróticas son historias que imaginamos en silencio, en nuestra intimidad, que a veces surgen como una imagen fugaz, otras como un relato entero que podemos volver a visitar una y otra vez. El imaginario erótico está cargado de deseo, pero no necesariamente de la voluntad de querer llevar a cabo aquello con que se fantasea, sencillamente pertenece a una esfera recreativa abstracta e intangible, pero tan real como la realidad misma, donde el cuerpo se enciende a partir de lo que dibuja la mente.

De hecho, a diferencia de lo que a veces se cree, fantasear no es engañar, ni es perverso, sino que fantasear es jugar con el deseo, experimentar el placer sin tocar a nadie, como una experiencia virtual. Básicamente, es como vivir a través de los libros: estás sumergida en historias donde lo posible y la fantasía se entremezclan, no intervienen las normas sociales y tus emociones se viven con la misma o incluso más intensidad que en la realidad tangible.

La fantasía es un espacio de libertad pura, donde los límites se suspenden y todo es posible: otras identidades, roles opuestos, escenarios tabúes, amores imposibles, cuerpos distintos, multitud, riesgo.

Solemos pensar que la imaginación cubre una parte irrisoria de nuestra vida, tal vez accesoria; desde mi punto de vista, como psicóloga y sexóloga, la fantasía es la oportunidad que tenemos de redibujar nuestra vida y explorar nuestra identidad, infinitamente, sin que se tambalee nuestra estabilidad y se cuestionen nuestras decisiones y valores (algo que pasaría en la realidad tangible).

Las fantasías sexuales no solo cumplen un rol erótico: también nos permiten conocernos, regular emociones, experimentar identidades, liberar tensiones o simplemente encontrar una vía de escape. Y aunque culturalmente se han asociado con algo sórdido o incluso con la infidelidad, en dinámicas de pareja hoy la ciencia nos dice otra cosa: fantasear es parte saludable y natural de la vida sexual de la mayoría de las personas.

En ellas puede aparecer una pareja actual, una expareja, una celebridad, una figura desconocida o incluso un personaje imaginado. Podemos ser protagonistas o simples observadoras. Podemos dominar, someternos, cambiar de cuerpo o incluso transgredir normas que en la vida real nunca infringiríamos. Pero justamente por eso funcionan: porque no son promesas ni amenazas, sino el espacio de las posibilidades ilimitadas.

En las próximas secciones exploraremos con mayor profundidad el mundo fascinante de las fantasías eróticas: su origen, sus funciones, sus formas y todo lo que revelan sobre cómo, cuándo y por qué deseamos a través de ellas.

¿Cuáles son las más frecuentes?

Aunque a veces lo neguemos o silenciemos, casi todas las personas tienen fantasías sexuales. Según múltiples estudios, entre el 97 y el 98 por ciento de la población ha fanteado alguna vez[1] y lo hace con frecuencia; incluso el 60 por ciento de quienes se identifican como asexuales afirman tener fantasías eróticas.[2] ¿Por qué fanteamos? ¿Qué papel juegan en nuestro placer? ¿Qué dicen de nosotrxs?

La fantasía sexual no es solo un capricho mental. Es un territorio íntimo, libre y poderoso, donde la mente puede explorar deseos a los que a veces el cuerpo no se atreve o no le apetece vivir, por la razón que sea. Nos excita, nos conecta con nuestros anhelos, nos relaja, nos distrae e incluso nos ayuda a compensar ciertas carencias emocionales o sexuales.

En el estudio más extenso sobre este tema, el psicólogo Justin Lehmiller encontró que la mayoría de las personas fantasea para excitarse (79,5 por ciento), por curiosidad (69,8 por ciento) o para compensar necesidades no satisfechas (59,7 por ciento). Y sí, muchas lo hacen simplemente por placer o incluso por aburrimiento.[3]

Y lo más fascinante es que muchas de nuestras fantasías no se quedan en la cabeza. El 79 por ciento de las personas dijo que le gustaría hacer realidad su fantasía favorita, aunque solo un 23 por ciento lo ha hecho realmente.[4] Y es que a veces basta con pensarlo, vivirlo en una realidad intangible, para disfrutarlo. En otras ocasiones, se convierte en una brújula del deseo.

Las fantasías más comunes incluyen tríos, sexo en público, dominación y sumisión, explorar límites tabúes o vivir escenas románticas intensas. Algunas nos colocan en el centro de atención; otras nos transforman por completo: mutamos de cuerpo, de género o de rol. Las mujeres, por ejemplo, fantasean con ser más dominantes de lo que suelen ser en la vida real; los hombres, más sumisos. La mente erótica es creativa, cambiante y radicalmente honesta.

Lo que soñamos varía según nuestra edad, género, experiencia, orientación política o religión. Por ejemplo, quienes han tenido experiencias sexuales «inusuales» tienden a tener fantasías más tabúes. Quienes practican religiones conservadoras, curiosamente, también.

Vamos por partes. Como ya hemos visto, casi todo el mundo fantasea (97-98 por ciento), lo que nos indica algo fundamental: las fantasías no son un medidor automático de la orientación ni de la práctica sexual, sino un espacio paralelo, autónomo, donde se mezclan la memoria, el deseo, el tabú y la curiosidad.[5] Pero para entender mejor este universo, conviene recorrer los grandes paisajes fantasiosos que se repiten en casi todos los estudios, y, por lo tanto, en culturas y generaciones.

Fantasías con múltiples parejas

Si hay un clásico universal, ese es el sexo grupal. Desde tríos hasta orgías, pasando por escenas colectivas, los números hablan por sí solos: menos del 10 por ciento de los hombres y mujeres cis asegura no haber fantaseado nunca con algo así.[6] Dicho de otro modo: casi todas las personas han imaginado alguna vez compartir cama con más de una persona. Los matices, eso sí, son reveladores, porque los hombres suelen fantasear con tríos FFM (dos mujeres, un hombre), mientras que las mujeres se abren más a los MMF (dos hombres, una mujer) y a tríos del mismo género. En ambos casos, suele haber un punto común en una doble variante: querer ser el centro de atención o no querer serlo para nada y preferir repartir el placer.

Culturalmente, estas fantasías no son nuevas, ya que la literatura erótica del Renacimiento ya describía bacanales con un tono a medio camino entre la celebración y la advertencia moral. Y, curiosamente, en sociedades donde la monogamia estricta se ha vendido como ideal romántico, las fantasías grupales funcionan como válvula de escape.

La mente se atreve a poner en escena lo que el cuerpo, por convención social, no se siente cómodo llevando a la práctica.

Fantasías de poder y control

El segundo gran bloque son las fantasías de dominación, sumisión y control. Aquí los porcentajes son abrumadores, puesto que solo un 7 por ciento de hombres y un 4 por ciento de mujeres cis aseguran no haber tenido jamás una fantasía relacionada con el BDSM.[7] El abanico va desde lo más leve —ataduras, juegos de roles, azotes suaves— hasta lo más extremo, incluyendo prácticas de dolor consensuado o humillación.

El 61 por ciento de las mujeres y el 54 por ciento de los hombres cis confiesan haber fantaseado alguna vez con tener relaciones sexuales de manera forzada; una cuarta parte de ellas y un 11 por ciento de ellos lo hacen de forma recurrente.[8] Pero, ojo, la diferencia entre la fantasía y la realidad es clave: quien fantasea con ser presionada no busca violencia, sino la dramatización de la rendición, el abandono del control en un contexto seguro. Es indispensable que te quedes con esta distinción y entiendas bien este matiz porque, literalmente, lo cambia todo.

El cerebro interpreta esa situación como excitante porque rompe con la lógica cotidiana en la que nos pasamos la vida tratando de controlar, organizar, anticipar. Así que fantasear con lo contrario es un descanso. En definitiva, ser controladas, atadas o verse suspendidas a unos centímetros del suelo es un pensamiento interesante y liberador.

Lo fascinante de estas fantasías es que, aunque suelen asociarse a algo moderno y actual, aparecen en textos tan antiguos como el *Kamasutra* o la poesía erótica árabe medieval. La diferencia es que hoy contamos con un vocabulario más específico y culturalmente reconocido (como BDSM, roles, consensualidad) que nos permite distinguir entre fantasía, espiritualidad, juego y violencia.

Novedad, aventura y variedad

Aquí entra todo lo que rompe la rutina; y es que ¿a quién no le gusta un poco de novedad?

Escenarios inesperados (el cine, la playa, el probador de una tienda, un avión…), situaciones sorprendentes (una cita a ciegas que se desmadra…) o el uso de elementos externos como comida, juguetes sexuales o incluso tecnología son los elementos que conforman la narrativa de estas fantasías. Vamos, el común denominador de esta parte del imaginario erótico es la búsqueda incesante de lo nuevo.

Psicológicamente, estas fantasías responden al llamado «efecto Coolidge»: la tendencia del deseo sexual a renovarse cuando hay estímulos novedosos, impredecibles. No es un secreto: lo nuevo excita más y el cerebro humano, que se alimenta de sorpresa, no hace excepción en el terreno erótico.

De hecho, un estudio de 2018 sobre fantasías sexuales encontró que este tipo de proyecciones mentales son más comunes en personas de treinta a cuarenta años, justo cuando la rutina de pareja suele estar más consolidada.[9] ¿Es casualidad? No lo parece.

Fantasías tabúes y prohibidas

Aquí entramos en territorio pantanoso.

El *voyeurismo* (60 por ciento), el exhibicionismo (42 por ciento) y el fetichismo (45 por ciento), entre otras fantasías, aparecen con relativa frecuencia. Son cifras que tal vez incomodan, pero que revelan algo importante: fantasear es una actividad de otra dimensión, muy lejana a la voluntad, y que no tiene que ver con trasladar lo soñado a la realidad. Quédate con esto: no eres lo que piensas.

El contexto cultural pesa mucho en estas estadísticas y, en sociedades más represivas, los tabúes son más frecuentes porque lo prohibido genera aún más excitación.

Pasión, romance y relaciones sexuales

No todas las fantasías son salvajes o transgresoras, ¡también hay espacio para una buena dosis de romanticismo! Un 70 por ciento de las personas asegura que rara vez imagina sexo sin emociones,[10] lo que significa que la mayoría de las fantasías incluyen amor, conexión o validación.

Este tipo de escenas son transversales: géneros no binarios, trans, hombres, mujeres, hetero, homo, bi, jóvenes o mayores, todos fantasean con sentirse deseadxs y queridxs; el contexto erótico es solo un pretexto más para experimentar estos sentimientos y nutrir su autoestima y percepción de seguridad afectiva. Básicamente, sentir que le importamos a otra persona sin necesariamente sexualizarnos nos puede generar una fuerte estabilidad emocional, por encima de la cual se sustenta la excitación.

Y aunque algunos puedan tacharlas de «sexo vainilla», lo cierto es que es algo natural, placentero y absolutamente lógico:

el sexo es vulnerable *per se*, y el hecho de que haya conexión es una coraza que nos protege y nos garantiza seguridad. En mi opinión es muy sexi.

Fantasías de no monogamia consensuada

Están vinculadas con las fantasías grupales, pero son distintas. Aquí no se trata de orgías, sino de abrir una pareja monógama: relación abierta, poliamor, *swinging* (intercambio de parejas)… y muchos otros modelos fuera de lo normativo.

Los datos son claros: el 79 por ciento de los hombres, el 62 por ciento de las mujeres cis y el 77 por ciento de los individuos no binarios han tenido fantasías con relaciones abiertas; el poliamor atrae al 70 por ciento de los hombres y al 51 por ciento de las mujeres; el *swinging* ronda entre el 45 y el 66 por ciento respectivamente.[11]

Lo más interesante es que estas fantasías no necesariamente indican un deseo de romper la monogamia real, sino de explorar otras configuraciones de relaciones sexuales muy lejos de las legitimadas y aprendidas culturalmente. Lo curioso —y no tan extraño— es que, en muchas ocasiones, las personas que las reportan con más frecuencia son profundamente monógamas en su vida. ¿Sorprendidas? Cero.

Flexibilidad erótica y de género

A mi parecer, aquí encontramos uno de los terrenos más ricos e interesantes de las fantasías.

Un tercio de los hombres y las mujeres cis fantasea con intercambiar sus cuerpos, uno de cada cuatro con travestismo y uno de cada tres con sexo con personas trans. Los participantes no binarios encabezan estas cifras,[12] lo que nos hace suponer que su apertura y normalización a cuerpos y expresiones de género no normativas ya forman parte de su semántica erótica y por ello pueden ser capaces de disfrutar de fantasías más inclusivas y diversas.

Por tanto, podrás deducir que las fantasías no solo son sexuales, sino que también son identitarias: permiten probar, en la seguridad que proporciona el ámbito mental, lo que podría ser más complejo o imposible en la vida tangible.

¿Dónde fantaseamos más?

Las fantasías eróticas emergen en espacios tan íntimos como inesperados: el cuerpo puede estar ocupado en el trabajo, volviendo a casa después de un concierto, leyendo un libro y, sin embargo, la mente estar completamente sumergida en su realidad. A veces basta un roce, una palabra, una escena vista de reojo para que una fantasía se dispare y nos arrastre a ese rincón secreto donde todo puede suceder.

Según la investigación del Dr. Justin Lehmiller, la mayoría de las personas fantasea mientras se masturba (92,4 por ciento), lo cual puede parecer obvio: allí, el cuerpo y la mente colaboran sin interrupciones y la fantasía actúa como el hilo conductor del placer. Pero no se queda ahí.[13]

Un 69 por ciento de las personas también fantasea durante las relaciones sexuales con su pareja, lo cual echa por tierra la idea de que ello sea «una traición». Más bien es un recurso interno que puede enriquecer la experiencia, expandir la excitación o simplemente aportar variedad emocional o sensorial.

Fantasear con otra persona no significa no desear a quien tenemos delante, sino activar otra capa del deseo que muchas veces ni siquiera elegimos conscientemente.

El deseo mental también aparece en la vida cotidiana: un 68,9 por ciento fantasea mientras ve películas o series, donde el erotismo muchas veces se insinúa más que se muestra y deja un margen para completarlo con la imaginación. Un 60,4 por ciento dice fantasear en el trabajo, lo cual revela que incluso en entornos estructurados y aparentemente asépticos, la mente puede viajar a otra parte. Probablemente sea de los entornos donde más necesitamos evadirnos.

También fantaseamos mientras hablamos con otras personas (54,3 por ciento), en el gimnasio (28,1 por ciento), en una fiesta o en un bar (46,5 por ciento) e incluso en la escuela u otros espacios formativos (41,6 por ciento).

Por lo tanto, la fantasía no tiene un lugar exclusivo: se cuela en la rutina, aparece cuando menos lo esperamos y, aunque no siempre se busca, puede convertirse en una fuente de energía, creatividad o reconexión con el propio deseo.

Es más, el entorno puede condicionar el tipo de fantasía: lo prohibido se potencia en lo público, el romance se enciende en lo cotidiano, lo salvaje aparece cuando el cuerpo está contenido. Así, el contexto no solo acompaña al deseo, sino que a veces lo estimula y fabrica.

Alguna fantasía me genera culpa y vergüenza

No todas las fantasías se viven con ligereza. Te habrás preguntado alguna vez cómo puede algo que se siente tan íntimo generar tanta vergüenza como si en realidad lo hubieras hecho. ¿Por qué algo que solo ocurre en mi mente me hace sentir culpable?

Estas preguntas son más comunes de lo que pensamos, especialmente entre quienes crecimos con mensajes morales, religiosos o culturales que marcaban límites rígidos al deseo y a la sexualidad.

Muchas personas experimentan culpa o vergüenza por sus fantasías eróticas, sobre todo si involucran tabúes, poder, dominación, múltiples personas o exhibicionismo, o simplemente si se alejan del guión romántico tradicional.

Pero lo importante es esto: fantasear no se traduce en desear que algo ocurra literalmente, ni implica falta de ética, ni determina nuestra identidad o valores. Vamos, que lo que se te cruce por la cabeza en algún que otro momento no define la persona que eres; de hecho, pensarás más de una absurdidad a lo largo del día y no por eso te cuestionas toda tu vida, ¿no?

Quédate con algo que ya he mencionado antes: fantasear es una vía segura para explorar deseos que no necesariamente queremos cumplir, sino experimentar simbólicamente. En el espacio de la fantasía, el yo se expande, y en ese juego lo que importa no es tanto el contenido como el sentido que tiene para cada cual. ¿Qué te aporta esa fantasía? ¿Libertad? ¿Poder? ¿Validación y autoestima?

Además, no fantaseamos desde la lógica, sino desde lo emocional, lo simbólico, lo inconsciente. A veces una fantasía de dominación no expresa un deseo de violencia, sino un anhelo de rendición, de entrega total, de dejar el control. Entonces, si aparece la culpa, vale la pena que te preguntes: ¿qué me incomoda de esta fantasía? ¿Viene de mí o de lo que me enseñaron? ¿Estoy rompiendo un valor mío o una norma heredada? ¿Puedo permitirme disfrutar sin juzgar?

Verás que la vergüenza se disuelve cuando entendemos que lo que nos excita no nos hace ni sucias ni malas personas.

2

El deseo erótico

Estas páginas hablan de uno de los temas más emblemáticos de la sexualidad y, desde luego, del que nos trae a terapia sexual con mayor urgencia: el deseo y la falta del mismo. Definir el deseo no es tan fácil; incluso la comunidad científica se interroga sobre las formas más adecuadas para explicar un concepto tan amplio e intangible.

Se trata de ese impulso profundo, no siempre predecible, que puede nacer en los lugares más insospechados: a veces en una mirada, otras en un recuerdo, otras en un «no sé por qué, pero ahora sí».

El deseo erótico no es una constante, ni mucho menos una línea recta o un interruptor que encendemos y apagamos a nuestro gusto. Es más bien un lenguaje interno, íntimo y diferente para cada unx de nosotrxs, que oscila en función del ambiente y de nuestra salud física y emocional. Y, sobre todo, es mucho más que «tener ganas».

Lo que vas a leer en estas páginas va un poco a contracorriente de lo que se entiende socialmente acerca del deseo erótico:

vivimos en una cultura que lo ha convertido en una especie de medidor de normalidad, donde «si no tienes deseo, algo va mal» y «si tienes mucho, cuidado», especialmente si eres mujer.

Lo cierto es que no hay un deseo «normal» o una manera correcta de desear, en virtud de la cual podemos medir si algo está bien o mal en nosotras. Te preguntarás: «¿entonces por qué me siento mal si tengo poco deseo?» o «¿por qué tengo problemas en mi pareja en el caso de mostrar niveles de deseo diferentes?». En breve lo entenderás todo.

En los próximos apartados vamos a desplegar algunas de las preguntas más frecuentes e invisibilizadas que rodean al deseo:

- ¿Hay personas que simplemente sienten menos deseo que otras?
- ¿Qué cosas lo apagan, lo inhiben, lo hacen desaparecer?
- ¿Cuáles lo encienden?
- ¿Por qué a veces aparece solo y otras veces necesita que lo llamemos?
- ¿Y qué pasa si no lo sentimos como «se supone que» deberíamos?

Este viaje va de desmontar la idea de que el deseo tiene que parecerse a algo en concreto y nos llevará a empezar a preguntarnos: ¿cómo es mi deseo? ¿Cómo se mueve? ¿Qué necesita?

Es indispensable saber cómo funciona nuestro deseo y comprender que es tan cambiante y fluido como lo son nuestras emociones y pensamientos a lo largo de nuestro día a día, estaciones, meses y años. Si no tenemos toda esta información al alcance, lo más probable es que acabemos sintiendo culpa, vergüenza, inseguridad e insatisfacción, especialmente en las relaciones de pareja.

Ante todo, ¿qué no es deseo, pero se le parece?

Para entender qué es el deseo erótico, también necesitamos detenernos un momento a mirar lo que no es, ya que hemos confundido tantas veces sus señales que no es raro que acabemos distorsionándolo.

Así que no todo lo que excita al cuerpo o estimula a la mente es deseo: no todo lo que nos hace imaginar, mirar, soñar o incluso gemir en silencio es una invitación a actuar.

Atracción no es deseo

Sentir atracción por alguien, ya sea estética, intelectual o emocional, no implica necesariamente querer llevar esa conexión a un encuentro sexual, por ende, desear. Puedes admirar el cuerpo de alguien y no querer tener relaciones sexuales con esa persona. La atracción, al igual que el arte, puede ser contemplativa, puede despertarnos algo que se queda en la mirada, en la fantasía o incluso en la ternura.

Y para entender todavía mejor por qué atracción no es lo mismo que deseo, hay un territorio del que te quiero hablar: el espectro asexual. Dentro de este espectro se encuentran personas que no sienten atracción sexual o la sienten de formas muy distintas a lo que tradicionalmente entendemos como «normal» (esa norma que tantas veces solo contempla lo que es visible, evidente o está encajado en la sexualidad normativa).

Pues no todas las personas desean cuando sienten atracción y no todas sienten atracción como paso previo al deseo. De hecho, hay quienes pueden amar profundamente, imaginar escenarios afectivos o románticos, emocionarse con la belleza de otra persona y no desear ningún tipo de encuentro sexual. Probablemente te haya pasado a ti también, te identifiques con la orientación que sea. Otras personas quizás sí deseen un vínculo sexual, pero solo en circunstancias muy concretas, con personas con quienes existe un lazo emocional fuerte o tras procesos largos de confianza. Dentro de este enorme espectro hay términos como demisexualidad, donde el deseo sexual surge solo cuando hay un fuerte vínculo emocional, o grisexualidad, donde se experimenta deseo con poca frecuencia o intensidad. Y también están quienes, sencillamente, no sienten atracción sexual en absoluto: las personas asexuales.

¿Por qué es importante hablar de esto aquí? Porque, durante años, muchas personas han vivido con culpa o confusión por no sentir «lo que se supone que deberían sentir» al mirar un cuerpo atractivo, o al enamorarse, o al leer una escena erótica. El espectro asexual nos recuerda que no hay una única manera legítima de experimentar el deseo, sino que no sentirlo también está bien y que, sobre todo, desear poco, distinto o absolutamente nada no invalida tu experiencia sexual.

Y, finalmente, la atracción puede existir sin que haya deseo, de la misma manera que puede haber deseo sin atracción, o deseo sin amor, o amor sin deseo. Y seguro que esto lo sabes perfectamente. Deseo es querer implicarse, querer profundizar y conectar con esa persona o situación.

A veces estas dos áreas van de la mano, pero otras, ni se rozan. Nuestra sociedad, a lo largo de la historia, ha interpretado la sexualidad entre silencios incómodos o impuestos, haciendo una síntesis de nuestra experiencia erótica y sacando esta conclusión: si lo que vemos nos gusta y nos despierta sensaciones (de cualquier tipo), es que lo deseamos y probablemente tendríamos sexo con aquello que nos atrae.

Spoiler, amigas: los humanos somos mucho más complejos y nuestra experiencia es amplia, rica, llena de matices. Nuestras emociones también lo son, así como nuestros pensamientos más laberínticos y nuestras acciones incoherentes y contradictorias, que se debaten entre alinearse o no con lo que sentimos o pensamos.

Fantasía no es deseo

Hay fantasías que nos encienden sin que jamás queramos verlas hechas realidad. Hay quien fantasea con sexo en público y no podría ni hacer toples en una cala a las siete de la tarde en mayo. Y quien imagina un trío con su pareja, pero se moriría de celos si pasara.

Fantasías y deseos pueden coincidir, pero no son necesariamente lo mismo, ni una es preámbulo de la otra. Las fantasías son un espacio de juego mental, a veces transgresor, a veces absurdo o profundamente tabú. Desear, sin embargo, va mucho más allá de imaginar; significa querer estar ahí y cruzar la línea entre lo sugestivo y lo real.

Soñar no es desear

¿Alguna vez has tenido un sueño erótico con alguien que ni siquiera te gusta? ¿O has sentido un orgasmo dormida, sin haberlo «provocado»? Los sueños eróticos tienen su propio lenguaje: a veces están conectados al deseo, sí, pero otras veces simplemente son el modo que tiene el inconsciente de procesar estímulos, emociones y las tensiones del día.

Soñar no es elegir, es sencillamente un proceso automático de la mente, por lo tanto, no hay de que culparse ni darle vueltas. Un sueño erótico no necesita ser interpretado como algo acerca de tu deseo.

¿Es normal tener niveles bajos de deseo?

Más que normal, es frecuente. Pero no solemos hablar de ello y, si lo hacemos, es patologizando absolutamente todo.

La falta o disminución del deseo erótico puede convertirse en una fuente silenciosa de estrés, en una inquietud íntima que va creciendo como quien se pierde poco a poco en un idioma que antes hablaba con fluidez. Lo curioso es que, aunque a muchas personas les preocupa, sigue siendo uno de los grandes tabúes de nuestra vida sexual. Porque, ¿cómo se habla de no querer cuando parece que todo el mundo quiere?

Lo cierto es que es la razón más habitual por la que las personas acuden a terapia sexual o de pareja no es porque el deseo sea obligatorio ni porque siempre deba estar presente, sino porque su ausencia suele generar confusión, culpa o distancia afectiva. El miedo más grande cuando una persona no tiene deseo es que la pareja se acabe deteriorando hasta romperse.

Un estudio realizado en Francia con más de mil participantes lo dejó claro: el 45,7 por ciento de las mujeres y el 24,9 por ciento de los hombres cis declararon haber sentido en algún momento de sus vidas una pérdida significativa del deseo sexual.[1] Eso supone básicamente la mitad y una cuarta parte de la población, respectivamente. No estamos hablando de una minoría ni de una patología, sino de algo que forma parte de nuestra vivencia sexual con enorme frecuencia.

Sin embargo, a menudo lo vivimos como si fuera un fallo personal, un síntoma de que «algo va mal» y de que estamos completamente fuera de lugar. Pero, piénsalo, ¿y si lo que va mal no es el deseo, sino la presión de desear? ¿Y si el deseo no desaparece, sino que simplemente cambia de forma o de lenguaje?

¿Te acuerdas cuando de pequeña te presionaban para acabarte un plato que no te gustaba? ¿O cuando ya estabas llena y no había forma humana de que te terminaras ese puré? ¿Esa insistencia hacía que te entrara más hambre y, finalmente, te comieras a gusto el plato? ¿O, por el contrario, acababas detestando ese momento, ese plato y esa actitud indispuesta a la escucha?

Con el sexo y el deseo, pasa lo mismo, tan solo la idea de ponerte a ello hace que anticipes el rechazo.

Ejercicio práctico: Diario del deseo

Coge un cuaderno, las notas del móvil o una hoja suelta y dedica al menos diez minutos a responder, con calma y sin censura, las siguientes preguntas:

1. ¿En qué etapa de tu vida sentiste más deseo sexual? Describe ese momento. ¿Qué estaba ocurriendo en tu vida (relaciones, edad, experiencias, circunstancias...) que pudo favorecer esa intensidad del deseo?

2. ¿Qué factores influyeron en que ese deseo creciera o disminuyera con el tiempo? Piensa tanto en aspectos personales (autoestima, salud, cambios hormonales, estrés, maternidad/paternidad...) como en factores externos (pareja, cultura, educación, contexto...).

3. ¿Qué me suscita deseo en la actualidad y cómo lo reconozco en mi cuerpo y en mi mente? Haz un inventario breve de los estímulos, fantasías, situaciones o personas que despiertan tu erotismo hoy. Observa si se parecen o no a los del pasado y qué dicen de tu momento vital actual.

$\rightarrow$

Este pequeño diario no es un test con respuestas correctas, sino un espejo íntimo que podrás seguir y releer en otro momento de tu vida para entender mejor cómo fluctúa tu motivación sexual en función de lo que ocurre en tu día a día. Te servirá para identificar patrones, comprender cambios y, sobre todo, aceptar que el deseo no se pierde ni se gana de forma absoluta, sino que se adapta y transforma, igual que lo haces tú.

¿Hay personas que tienen menos deseo que otras? ¿Las mujeres tienen menos deseo?

La respuesta más sencilla y estadísticamente cierta sería: sí. Las mujeres cis reportan menor deseo sexual que los hombres cis, y eso ha sido replicado en múltiples estudios y encuestas a lo largo del tiempo.

Pero esa respuesta, aunque numéricamente válida, se queda corta y, si no razonamos los porqués, acabamos teniendo una respuesta parcial y deformada. Y ese porqué no está en la anatomía ni en el género asignado al nacer o el sentido.

Contar con vulva no implica automáticamente tener menos deseo, pero vivir una vida sexual marcada por el silencio, la vergüenza, la desinformación, el dolor y la presión por complacer, sí. La educación sexual que han recibido muchas personas con vulva no se ha concebido para cultivar el deseo, sino para reprimirlo o para adaptarse a la manera de desear del hombre.

Se nos enseña a temer el embarazo no deseado, a protegernos de los riesgos, a gratificar a nuestra pareja sexual antes que a explorarnos y dejarnos llevar por nuestras sensaciones. Muy pocas veces se nos educa para disfrutar sin culpa: entenderás que nuestro bagaje acerca del sexo no es el más prome-

132

tedor para que tengamos unas ganas locas de tener relaciones con regularidad, sino que levanta más obstáculos que en el *Super Mario*.

El deseo, como cualquier otra experiencia emocional, necesita espacio, comprensión, derecho a expresarse a su manera. ¿Crees que has tenido todo esto a lo largo de tu vida erótica, ya fuese contigo misma o con otras personas?

Fíjate en este dato: solo el 51 por ciento de las mujeres que sufren dolor vulvovaginal se lo han contado a su pareja.[2] ¿Y el resto? Pues calla por miedo a incomodar, por no saber cómo ponerlo en palabras, por normalizar la incomodidad o porque cree, como tantas veces se ha repetido, que el sexo «es así», incluso doloroso, y que el placer, si llega, será un extra opcional.

Así que quédate con esto: no es que las mujeres —y las personas que tienen vulva pero que se definen con otros géneros— deseen menos, es que han tenido menos oportunidades para conocer, expresar y vivir su deseo en libertad. De hecho, los cuerpos, ya sea con pene o vulva, funcionamos prácticamente de la misma forma, pero la cultura no se porta igual con nosotras y nosotros en función de lo que tengamos entre las piernas y el rol social que se nos atribuye por ello.

La cultura sexual hegemónica aun hoy sigue girando más en torno a la erección que al consentimiento, más en torno a la penetración que al juego, más en torno al rendimiento que a la intimidad y a las sensaciones. Todo es una enorme actuación que nos tiene que devolver como recompensa una sensación de «soy el/la mejor en la cama», independientemente de lo que sintamos por el camino.

Así que, si eres mujer o tienes vulva y te preguntas si es «normal» tener niveles bajos de deseo, tal vez podrías cambiar de pregunta: ¿cuánto deseo cabría en mí si no me hubieran enseñado a silenciarlo?

¿Cómo se siente la falta de deseo?

A menudo, cuando se habla de deseo, se piensa en lo que se hace con él, pero poco se dice sobre lo que se siente cuando está ausente.

No tener deseo sexual puede percibirse como un silencio incómodo, un espacio en vacío donde antes había ganas, curiosidad o impulso.

Y lo más difícil no siempre es la falta de deseo en sí, sino los pensamientos intrusivos que la acompañan: ¿estoy fallando como pareja? ¿Y si nunca me vuelve el deseo y soy asexual? ¿Y si ya no me atrae mi pareja?

Para muchas personas esta vivencia es profundamente sensible, dolorosa y confusa. De hecho, como señalaba un estudio australiano de 2020, el 52,5 por ciento de las mujeres cis entre veinticinco y veintinueve años que experimentan niveles bajos de deseo también reportan malestar emocional significativo: culpa, vergüenza, ansiedad y frustración[3] son algunas de las emociones que siente quien tiene una etapa de su vida con un deseo que no cumple con sus expectativas.

Porque el deseo no solo se ha sexualizado, ¡también se ha moralizado! Como si con lo primero no tuviéramos suficiente. Como si fuese obligatorio sentirlo para estar bien, para ser deseable y para poder tachar la casilla «excelente vida sexual» con una equis; de lo contrario, te encuentras en tu propio y personalísimo tribunal poblado por tres jueces severísimos: cultura hipersexualizada, sociedad normativa y expectativas irreales. Vamos, una maravilla.

Ojalá puedas leer estas páginas y entender que no tener deseo no es automáticamente sinónimo de patología; a veces es sencillamente una pausa, un síntoma, una etapa. En ocasiones es el reflejo de un cuerpo que se protege de un vínculo que no le está sentando demasiado bien, de una mente cansada o de una forma de adaptarnos a una sexualidad que no va con nosotras, pero que es la única que conocemos. Y otras veces es solo una forma distinta y única de habitar la sexualidad: la tuya.

Lo que sí es cierto es que no sentir deseo es una oportunidad para revisar si realmente te provoca malestar no tenerlo, si tu vida sexual es suficientemente satisfactoria como para desear explorarla más y más y, sobre todo, si tu salud emocional está bien. En definitiva: ¿estás intentando encajar en una sexualidad que no se parece a ti?

Ejercicio práctico: ¿Y si tu deseo estuviera bien así?

Si sientes malestar por tus bajos niveles de deseo, empieza por hacerte estas preguntas. Escríbelas, respóndelas sin darle demasiadas vueltas a la cabeza, intenta ser lo más congruente con lo que sientes; recuerda que no hay respuestas correctas, solo pistas de ti.

- ¿Tu deseo ha cambiado o siempre fue así? ¿Cómo te hace sentir no tener ganas? ¿Qué sientes exactamente? ¿Vergüenza, culpa, presión?

- ¿Qué expectativas estás intentando cumplir? ¿Crees que deberías desear más? ¿Por qué? ¿Esa idea viene de ti o de lo que se espera de ti?

- ¿Cómo está tu vida hoy? ¿Tienes espacio para el placer en tu día a día? ¿Tu cuerpo se siente cuidado, tocado, descansado?

- ¿Y si no fueses «un bicho raro»? ¿Y si no sentir deseo no fuera un fallo, sino un lenguaje? ¿Qué diría de ti una sexualidad que no necesita parecerse a ninguna otra?

¿Cuándo se trata de un trastorno y cuándo es natural?

La disminución del deseo sexual no significa siempre que algo esté roto o deba arreglarse, sino que puede tener múltiples orígenes, desde lo físico hasta lo emocional o situacional, y en muchos casos es simplemente una manifestación natural del cuerpo y la mente como respuesta a sus circunstancias. Te preguntarás cuándo efectivamente se trata de un problema, ya que hasta ahora he hablado de lo natural que es que el deseo fluctúe.

Solo hablamos de un trastorno cuando esa falta de deseo genera malestar personal significativo, sufrimiento o dificultades relacionales. En ese caso, podríamos estar ante un trastorno del deseo sexual hipoactivo (TDSH), una dolencia que merece estudiarse con cuidado, sin patologizar innecesariamente, pero prestándole la oportuna atención.

En resumen: si no hay malestar, no hay trastorno, solo una expresión más de la diversidad del deseo humano.

¿Qué inhibe el deseo?

El deseo erótico no responde a una lógica matemática ni se comporta igual todos los días; de hecho, es una mezcla compleja de emociones, hormonas, experiencias previas, contexto, vínculos, cuerpo, cultura… ¡Influye hasta el clima! Y como tal, puede verse afectado e incluso inhibido por una infinidad de factores que se entrelazan. Estos son los más frecuentes:

- El estrés y la sobrecarga mental: es difícil conectar con el cuerpo si la cabeza está llena de listas de tareas pendientes. El estrés cotidiano, la ansiedad, las preocupaciones laborales, familiares o económicas generan un ruido mental constante que nos desconecta del cuerpo y de sus señales. Además, cuando nuestros niveles de cortisol (la hormona del estrés) suben, descienden nuestras hormonas sexuales (testosterona, estrógenos, progesterona) y lo más probable es que se reduzcan nuestras ganas de sexo, especialmente cuando es compartido. Finalmente, las personas que asumen roles de cuidadores o una carga mental constante —especialmente mujeres con cargas domésticas y familiares— suelen verse afectadas por un agotamiento invisible que consume toda la energía disponible, incluida la erótica.

- El cansancio físico (y emocional): si una persona atraviesa una etapa de fatiga, insomnio, enfermedades o recuperación, no es extraño que el deseo quede en pausa. Lo mismo ocurre con el cansancio emocional, en el cual el desgaste de energía es elevadísimo y nuestras emociones buscan reconstruir un equilibrio que nos pueda aportar paz y estabilidad. Cuerpo y mente sanos son indispensables para que haya deseo sexual y disfrute.

- La rutina sexual y la falta de novedad: el deseo necesita chispa, novedad. La rutina, si es demasiado previsible o monótona, puede ir apagándolo; de hecho, es lo que suele pasar. Esto no significa que sea necesario vivir una vida superestimulante, extrema e impredecible, sino que a veces basta con añadir a la cotidianidad un poco de creatividad y conversación para reavivar las ganas y la conexión en la pareja.

- Educación sexual restrictiva o represiva: muchas personas han crecido bajo discursos de culpa, vergüenza o miedo hacia el placer y han interiorizado que desear es sucio, que masturbarse está mal; su relación con el cuerpo no se ha edificado desde la curiosidad y el autocuidado. Por lo tanto, cuando el deseo aparece, colisiona contra todas esas creencias limitantes que aprendimos en la infancia o la adolescencia, de tal manera que surge una eterna contradicción entre el placer y el autojuicio. Esto no desaparece con la edad: hay personas adultas que siguen sintiéndose mal por desear, que creen que no deberían excitarse si no están profundamente enamoradas de alguien o comprometidas emocionalmente, o, sencillamente, que sienten culpa por fantasear. Todo esto puede bloquear la conexión con el deseo y generar la evitación del sexo.

- Experiencias sexuales negativas: haber vivido relaciones sexuales dolorosas, incómodas, forzadas o sin consentimiento pleno tiene un enorme impacto en el deseo. El cuerpo y la mente se protegen y se contraen como un mecanismo de defensa que, simbólicamente, hace que nos sintamos a salvo esta vez. Incluso sin que haya habido una experiencia traumática, el hecho de haber fingido placer o haber tenido encuentros por compromiso puede hacer que el cuerpo deje de sentir ganas genuinas. Normal: ¿a quién le apetecería comer un plato que no le gusta, una y otra vez?

- Problemas en la relación: en el caso de relaciones sexoafectivas, el vínculo también es un factor clave, especialmente si hablamos de resentimiento, conflictos no resueltos, falta de comunicación, heridas emocionales o simplemente una desconexión cotidiana. Todo ello puede impactar sobre el deseo, haciendo que se disuelva como un azucarillo sin que nos demos cuenta. El deseo, en pareja, no siempre es hacia la otra persona; también y, sobre todo, nace del vínculo que se crea entre ambas: si ese espacio está erosionado, no cubre las necesidades emocionales de ambas personas o no genera seguridad suficiente, el deseo puede desaparecer, como señal de que algo necesita atención.

- Falta de conexión con el cuerpo: tener una autoimagen y una percepción de nuestro cuerpo como algo indeseable afecta la posibilidad de desear desde dentro; no nos deseamos a nosotras mismas y nos resulta complejo desear y exponernos a la otra persona en la intimidad. Y es que el deseo no es solo hacia otro cuerpo: empieza por una conexión interna, por un «sí» a una misma. Si solo lo miramos con exigencia o vergüenza, si no lo escuchamos, difícilmente podamos desear con él y sentirnos a gusto en nuestra propia piel.

- Factores hormonales y médicos: como ya he señalado, hay situaciones del ciclo vital, como la lactancia, el posparto o la menopausia, o desequilibrios hormonales como el síndrome de ovario poliquístico, que pueden reducir el deseo por causas fisiológicas. También algunos medicamentos, especialmente los antidepresivos ISRS, anticonceptivos hormonales o tratamientos médicos crónicos, pueden tener efectos secundarios sobre el deseo y toda la respuesta sexual (excitación, lubricación, orgasmo...). En estos casos no es falta de ganas, sino un desajuste físico que también merece ser escuchado y revisado por el personal médico. Y si los profesionales sanitarios no prestan la debida atención a tus síntomas, no te desanimes: sigue pidiendo que se profundice en tu vivencia y, si lo consideras necesario, pide ayuda sexológica.

- Miedo al deseo: aunque parezca paradójico, hay personas que no tienen una relación muy cercana con el sexo (algo llamado «erotofobia»). Temen aquello que puede despertar el deseo sexual, ya que no quieren sentirse fuera de control, les da miedo lo que puedan descubrir o lo que en el pasado trajo consecuencias amargas. En estos casos, el deseo se reprime antes incluso de aparecer.

¿Qué impulsa el deseo?

• Un cuerpo que se siente a gusto: el deseo vive más cómodo en un cuerpo descansado, con energía y sin dolores constantes, algo bastante lógico. Dormir lo suficiente, moverse regularmente y alimentarse de forma que te sientas ligera y con energía favorece que las hormonas sexuales (testosterona, estrógenos, progesterona) trabajen a tu favor. Cuando tu salud física se encuentra en buen estado, la respuesta sexual se manifiesta con más facilidad, aunque no todo se resume en eso.

• Cuidado de la salud mental: el bienestar emocional es bastante más determinante en nuestro deseo que el físico. Tener un buen equilibrio emocional nos predispone al deseo. Si estamos estresadxs, sufrimos episodios de ansiedad o estamos de bajón, lo más probable es que nuestra motivación erótica se apague. A nivel neuroquímico también hay una orquesta que mantiene este equilibrio: la dopamina es la chispa que enciende la motivación sexual, la oxitocina fortalece el vínculo y las endorfinas hacen que el sexo sea aún más placentero. Mantener un buen equilibrio hormonal, evitar picos constantes de estrés y estimular la curiosidad son formas de «engrasar» el sistema de recompensa del cerebro para que esté más receptivo. Cuidar la salud emocional, rodearnos de entornos que nos aporten y llenen de valor nuestra vida son clave para mantener este equilibrio.

- Seguridad emocional y confianza: el deseo florece cuando nos sentimos aceptadas, valoradas y seguras con la persona que tenemos enfrente. La confianza reduce la tensión, baja la guardia y permite que el cuerpo y la mente se relajen lo suficiente como para abrirse al placer. Por tanto, si nos sentimos cómodas y con posibilidad de comunicarnos abiertamente, nuestro deseo se verá recompensado y se expandirá.

- Novedad y anticipación: el efecto Coolidge —ergo la búsqueda de nuevas experiencias— nos recuerda que el deseo se reactiva con lo inesperado y con la novedad; probar un escenario distinto, un juego nuevo, un gesto diferente. No siempre es necesario un cambio radical; a veces basta con recuperar algo que funcionó en el pasado o alimentar la imaginación con mensajes, imágenes, relatos o pequeños «rituales» de seducción.

- Tiempo y espacio para desear: la rutina y la disponibilidad constante pueden «apagar» la chispa. Un poco de distancia genera tensión erótica; las actividades independientes y el tiempo para el propio placer ayudan a que el encuentro se sienta como elección y no como obligación. Imagínate la tensión sexual como una goma elástica: cuanta más cercanía y monotonía, más se aflojará; cuanta más distancia e independencia, más se tensará. El deseo, especialmente en parejas de larga duración, es una cuestión de equilibrio.

- Conexión con una misma: el deseo también se entrena a solas; hay que explorarse, fantasear, reconectar con el propio cuerpo sin la presión del rendimiento ni una mirada externa. Conocerse es importante para saber pedir y disfrutar cuando el placer es compartido.

Modelos de deseo

Durante décadas, gran parte de lo que sabíamos sobre el deseo sexual y la respuesta erótica estaba fuertemente marcado por modelos lineales, casi «cronológicos», que intentaban describir el placer como un itinerario fijo. Básicamente, antes venía el deseo, luego la excitación y, finalmente, el orgasmo (si había suerte) y… chimpún.

En los años sesenta, William Masters y Virginia Johnson revolucionaron la investigación sexológica al estudiar, en el laboratorio, las respuestas fisiológicas durante el sexo. Su propuesta quedó plasmada en el famoso modelo de cuatro fases: excitación, meseta, orgasmo y resolución. Se trataba de un enfoque pionero y muy útil para su tiempo, porque permitía hablar del sexo en términos científicos y despojarlo de la moralidad, pero tenía un sesgo importante: planteaba la experiencia como algo universal, rígido y eminentemente fisiológico. Bajo este esquema, el deseo quedaba diluido, como si el cuerpo funcionara como una máquina que, con el estímulo adecuado, debía responder de manera uniforme y mecánica en todas las personas.

Unos años más tarde, en los setenta, Helen Singer Kaplan propuso un cambio fundamental al añadir una fase inicial de deseo al ciclo sexual. Kaplan, psicoanalista y sexóloga, observó que no bastaba con estimular el cuerpo: había que reconocer la motivación erótica, o sea, ese primer impulso que enciende la chispa y permite que todo lo demás suceda después.

Su modelo de tres fases, deseo, excitación y orgasmo, dio al deseo un lugar central y ayudó a entender mejor algunos de los problemas más frecuentes en consulta, como la falta de interés sexual. Sin embargo, al igual que el modelo de Masters y Johnson, seguía atrapado en la idea de un recorrido lineal, casi como una escalera que había que subir peldaño a peldaño para llegar al clímax.

Pero la realidad del deseo humano no siempre se parece a esa secuencia ordenada. Muchas personas no reconocen en esos modelos su propia experiencia: pueden excitarse sin sentir un deseo previo, sentir cercanía y ternura antes que ganas, o incluso experimentar deseo después de haberse dejado llevar por la pasión. Y es aquí donde, a inicios de los años 2000, Rosemary Basson planteó un patrón radicalmente distinto: el llamado modelo circular o responsivo. En lugar de entender el deseo como un punto de partida, Basson lo situó como un fenómeno que a veces aparece en el camino, alimentado por múltiples factores: la intimidad emocional, el afecto, el contexto relacional, la seguridad, la confianza, la estimulación física y la psicológica. Según este modelo, el deseo no es siempre espontáneo ni automático, sino que muchas veces es el resultado de sentirse en conexión con la pareja, de dejarse llevar por las caricias, de disfrutar de la cercanía.

La gran innovación de Basson fue reconocer que el deseo no es lineal, sino circular: puede surgir antes, durante o después de la excitación, y siempre está influido por las circunstancias emocionales y contextuales. De hecho, lo que para Masters y Johnson o Kaplan era una «anomalía», o sea, no tener ganas al inicio, Basson lo resignifica como una forma más de vivir la sexualidad, del todo natural y legítima. El deseo responsivo (del que hablaremos detenidamente en el siguiente apartado) nos dice: «No pasa nada si no tienes ganas desde el principio, porque el deseo puede nacer en el camino, cultivarse a través de la relación sexual y crecer a medida que se disfruta de la experiencia».

Hoy este modelo se considera uno de los más completos porque integra la dimensión emocional y relacional junto con la fisiológica, algo que los esquemas anteriores no lograban (a pesar de ser inspiradores y brillantes para sus tiempos).

Con su modelo circular, Basson, nos recuerda que el deseo no vive solo en el cuerpo ni se alimenta solo del contacto físico, sino que está profundamente conectado con la mente, nuestros miedos y motivaciones, la historia personal, la cultura y el vínculo. Y, en última instancia, legitima la diversidad de experiencias sexuales, alejándonos de la idea de que hay una sola manera «correcta» de sentir deseo.

Así que pregúntate: ¿eres de las personas que necesitan los estímulos adecuados para sentir deseo o, más bien, sientes deseo y sucesivamente buscas estímulos eróticos para alimentarlo?

Deseo responsivo vs. deseo espontáneo

Hablar del deseo sexual, como hemos mencionado antes, no es nada fácil: incluso nuestra propia matriz cultural nos puede sesgar, a pesar de trabajar en el ámbito científico. Durante décadas, la sexología lo redujo a un interruptor que se encendía o apagaba, casi siempre asociado a una visión «masculinizada» del deseo: inmediato, explosivo, espontáneo.

Sin embargo, la realidad es mucho más rica y diversa, ya que hoy sabemos que existen al menos dos formas principales de experimentar el deseo: el espontáneo, que aparece de manera súbita sin que medie un estímulo concreto, y el responsivo, que se activa como una reacción a estímulos internos o externos. Entender esta diferencia es clave para reconciliarnos con nuestra propia sexualidad, porque lo que antes podía interpretarse como «falta de deseo» muchas veces es simplemente un modo distinto de experimentarlo.

Ahora entenderás mejor estos dos conceptos y, a la vez, tu forma de funcionar (tanto a solas como en pareja).

El deseo espontáneo es aquel que parece brotar de la nada, casi como un reflejo. Es el que solemos ver representado en películas y novelas, donde la atracción surge sin esfuerzo y las ganas aparecen de golpe. Este tipo de deseo suele estar más presente en la adolescencia y la juventud, etapas en las que los niveles hormonales, particularmente de testosterona y estrógenos, están en su punto álgido, y en las que la novedad y la curiosidad impulsan gran parte de la actividad sexual.

La investigación demuestra que factores como la alimentación, la actividad física, la salud emocional y, especialmente, el sueño influyen directamente en este tipo de deseo. Por ejemplo, un estudio de 2009 señala que los niveles de testosterona aumentan de forma significativa tras un descanso nocturno de entre seis y ocho horas, lo que repercute directamente en la motivación sexual.[4] Dormir mal o vivir en un estado constante de estrés, en cambio, disminuye fisiológicamente estos niveles hormonales y, por tanto, también esa chispa espontánea que tantas veces confundimos con «la única» forma válida de deseo. Un ejemplo que podría ayudarte a entender el deseo espontáneo es pensar, por ejemplo, en las ganas de pizza (o ramen, helado... lo que más te guste) que brotan de repente, sin más, y que te abren el estómago de un momento a otro, sin contexto alguno.

El deseo responsivo, por su parte, nos invita a ver el erotismo desde un lugar distinto, más pausado, más vinculado a la experiencia que al impulso inmediato. Este tipo de deseo no aparece siempre de forma previa al encuentro sexual, sino que puede surgir como consecuencia de él. Se activa a través de estímulos eróticos, tanto internos —fantasías, recuerdos, sueños, pensamientos, etc.— como externos —por ejemplo, una conversación cargada de tensión, una escena erótica en una película, una canción que despierta la memoria corporal, una caricia insinuante—.

Ahora imagina estar viendo vídeos de recetas en redes sociales y empezar a desear ese tiramisú que has visto cocinar 10 veces en 5 minutos. Estás empezando a salivar a las 2 de la mañana, ¿verdad? Así funciona el deseo responsivo. De la misma forma que cuando entras en un cine para ver una peli y acabas gastándote 18 euros en un menú maxi de palomitas para dos personas que te acabarás con la proyección de los *trailers*.

Basson, en su modelo circular del deseo, ya advertía que muchas personas —en su momento lo enfocaba solo a mujeres— reportan experimentar deseo solo después de iniciar una experiencia íntima y que, lejos de ser una disfunción, esto constituye una manera completamente natural y lógica de vivenciar la sexualidad.

Lo interesante es que este modelo responsivo no es exclusivo de las mujeres, aunque se haya descrito principalmente en ellas porque culturalmente está arraigada la idea de que la mujer tiene mucho menos deseo que el hombre (*spoiler*: por experiencia clínica puedo asegurarte que no es así). Estudios más recientes demuestran que los hombres también experimentan deseo de forma responsiva, especialmente en relaciones largas donde la novedad inicial se atenúa.[5] Lo que cambia es el guion cultural con el que interpretamos esas experiencias: mientras a ellos se les presupone un deseo inagotable y siempre disponible, a ellas se las etiqueta con frecuencia como disfuncionales cuando su deseo no es inmediato. Y ahí está el problema: no en el deseo en sí, sino en los modelos normativos y rígidos que seguimos usando para interpretarlo.

Trabajar en estos dos tipos de deseo requiere enfoques distintos. Para cultivar el deseo espontáneo es fundamental cuidar los hábitos básicos: alimentación equilibrada, movimiento regular, descanso reparador y un espacio emocional libre de sobrecargas. No hablamos de terapias milagrosas, sino de darle al cuerpo las condiciones necesarias para que la energía sexual pueda desplegarse.

En cambio, para entrenar el deseo responsivo necesitamos rodearnos de estímulos eróticos y aprender a prestar atención al cuerpo: leer relatos eróticos, ver escenas sensuales, escuchar música que nos evoque interés sexual, conversar con la pareja sobre fantasías, conectar emocionalmente con ella. A veces basta con crear el clima adecuado para que el deseo, que parecía dormido, despierte en el ámbito de la relación sexual.

Lo más importante es recordar que ninguno de los dos tipos de deseo es «mejor» que el otro: el espontáneo puede sentirse como un fuego que estalla de golpe, mientras que el responsivo es más parecido a una brasa que se va avivando con el oxígeno que le aportes. Ambos son válidos y humanos, y ambos pueden convivir en una misma persona a lo largo de su vida.

Lo que realmente importa es deshacernos de la idea inamovible de que el deseo debe aparecer de una única forma; si seguimos atrapados en ese mito, corremos el riesgo de patologizar experiencias absolutamente normales y de generar más culpa y frustración que placer. Algo que nos va a alejar de nuestra pareja romántica y/o sexual y, sobre todo, de nosotras mismas.

En definitiva, trabajar en los dos tipos de deseo no es solo una estrategia para «resolver» la falta de ganas, sino una forma de ampliar nuestro repertorio erótico y de reconciliarnos con una sexualidad más plural, diversa y ajustada a la realidad. Como ya he apuntado en varias ocasiones, el deseo no es un interruptor que se enciende siempre igual, sino que se parece más a un lenguaje con múltiples dialectos; aprender a escucharlos todos es, quizá, una de las claves para disfrutar de nuestro erotismo.

Vale, ¿y cómo trabajamos en nuestro deseo espontáneo y responsivo? Sigue leyendo y encontrarás la respuesta que cambiará tu vida sexual.

¿Qué hacer para mejorar nuestro deseo?

Ahora que sabes qué son el deseo espontáneo y el responsivo, toca la parte práctica: vamos a ponernos manos a la obra para mejorar tanto el uno como el otro.

El deseo espontáneo se alimenta de lo cotidiano, de la forma en la que tratamos el cuerpo en los actos más simples del día. Dormir bien es una de las fuentes más poderosas para sostener este tipo de deseo, porque el sueño profundo regula nuestras hormonas sexuales: recuerda que antes señalé que la testosterona, por ejemplo, alcanza su punto más alto tras descansar entre seis y ocho horas,[6] y eso tiene un impacto directo en nuestra energía y motivación sexual. Cuando no dormimos lo suficiente no solo aparece el cansancio físico, también se apaga progresivamente el interés erótico, ya que entramos en un modo de «ahorro energético», y el placer sexual se vuelve algo opcional y secundario. Mejorar este tipo de deseo empieza, entonces, con la higiene del sueño: un horario estable, menos pantallas antes de dormir, más rituales de descanso que enseñen al cuerpo a soltar lastre, leer libros, escribir un diario, meditar..., todas estas prácticas reducen el ritmo y el flujo de los pensamientos y nos predisponen a conciliar un sueño reparador. Básicamente se trata de «bajar las revoluciones».

El ejercicio físico es otra llave imprescindible: no se trata de perseguir un ideal de rendimiento ni de transformar el cuerpo en una máquina, sino de mantenerlo vivo, irrigado, con una buena circulación sanguínea y una correcta oxigenación de los tejidos. Las endorfinas liberadas durante la actividad física no solo generan bienestar inmediato, sino que preparan el sistema nervioso para responder mejor a los estímulos eróticos.

La excitación sexual depende en gran medida de la vasodilatación y del flujo sanguíneo en los genitales, por lo que entrenar el cuerpo es también entrenar su capacidad de desear. Obviamente, acompañado del hecho de que la actividad física nos genera una sensación de bienestar y recompensa y rebaja los niveles de cortisol (la hormona del estrés). Así que no hay excusas para no moverte más, independientemente de que hagas un deporte de mayor o menor exigencia. Lo que le viene bien a tu cuerpo, a tu mente y a tu salud sexual es, sencillamente, estar activa: opta por andar o ir en bici de un lugar a otro, sube y baja escaleras... Tu cuerpo y tu deseo sexual te lo agradecerán.

La alimentación es otro gran pilar de nuestra salud física y sexual. Ya sabrás de sobra que no hay alimentos mágicos ni afrodisíacos —no, no existen los comestibles afrodisíacos capaces de encender nuestro deseo—, ni píldoras milagrosas, pero sí hay un patrón claro: cuanto más equilibrada y menos inflamatoria sea la dieta, más estable se mantendrá el deseo. Los excesos de alcohol, los azúcares refinados o la comida ultraprocesada no solo deterioran la salud cardiovascular, también reducen la energía disponible para el erotismo —disclaimer: no soy nutricionista, así que no me extenderé más en este punto—.

Un cuerpo inflamado y exhausto difícilmente disfrutará de su deseo espontáneo.

En el plano emocional, la gestión del estrés es decisiva —probablemente lo más difícil de todo, también—. Ya has aprendido que cuando los niveles de cortisol se disparan, las hormonas sexuales descienden y lo más probable es que se reduzcan las ganas de sexo, especialmente en contextos compartidos.[7] El problema no es únicamente biológico: el estrés atrapa la mente, bloquea la fantasía, roba espacio a los estímulos eróticos. Una persona inquieta, ansiosa, desbordada por tareas, difícilmente se permitirá abrir una ventana para la excitación, ya que estará en un proceso de gestión y regulación emocional de lo «urgente», de aquello que la mantiene ocupada y preocupada. Por eso, mejorar el deseo espontáneo requiere también entrenar formas de autorregulación: meditación, respiración, deporte, pausas activas, cualquier recurso que devuelva a la mente un margen de tranquilidad y presencia.

El deseo responsivo funciona de manera diferente y, probablemente, el tuyo —y el de la mayoría de las personas— se produzca más de esta manera que de forma espontánea. No llega como un impulso previo, sino que se enciende después de haber tenido relaciones sexuales o de haberse topado con estímulos eróticos o por lo menos sugerentes.

Muchas personas se confunden y creen que carecen de deseo porque no sienten ese impulso inicial, pero lo que sucede es que su cuerpo responde de otra forma. El deseo responsivo, de hecho, puede surgir como consecuencia del afecto, la cercanía, las caricias o el juego erótico, y no antes de ellos: el deseo es una consecuencia, no una causa. Esto no significa tener menos deseo, sino que este necesita unas condiciones específicas para manifestarse.

Mejorar el deseo responsivo, por lo tanto, pasa por entrenar la atención erótica, lo cual significa rodearse de estímulos que activen poco a poco el interés sexual. Los estímulos internos, como fantasías, recuerdos o pensamientos excitantes, son una herramienta fundamental. No siempre aparecen solos, y por eso puede ser útil ejercitarlos de manera activa, a través de poner las fantasías en papel, recordar encuentros pasados, alimentar nuestros pensamientos eróticos. La mente es un órgano que se entrena, y cuanto más se practica la evocación erótica, más fácil resulta que el deseo responsivo aparezca de una manera flexible y rápida en contextos sensuales.

También existen, como ya apunté, los impulsos externos que nos ayudan a entrenar nuestro deseo responsivo, que se beneficia enormemente de la estimulación multisensorial: música, olores, imágenes, películas, relatos, conversaciones... Un estudio de 2014 subraya que la creación de contextos eróticos mejora notablemente la respuesta sexual incluso en mujeres con deseo hipoactivo —o sea, con un cuadro de bajo deseo sexual—.[8] Recuerda que no basta con esperar a que las ganas aparezcan, hay que construir los escenarios que las predispongan.

Por otro lado, la intimidad emocional juega un papel central, ya que el deseo responsivo aparece con más facilidad cuando existe confianza, cuidado y comunicación en la relación. No es lo mismo recibir una caricia en medio de una discusión pendiente que después de un momento de ternura compartida; en ese sentido, mejorar el deseo responsivo significa también aumentar la calidad del vínculo: hablar de lo que excita, de lo que incomoda, de lo que da seguridad y de los límites que es indispensable que existan para que los encuentros sean satisfactorios.

Otra clave, muy infravalorada a la hora de incentivar el deseo responsivo, es desacelerar: las ganas no suelen aparecer bajo presión ni en encuentros apresurados, sino que se necesita tiempo y espacio para que la excitación física dé lugar al interés sexual. Muchas veces, una persona puede empezar sin ganas y acabar disfrutando intensamente no porque haya fingido, sino porque permitió que su cuerpo respondiera con calma ante un contexto erótico cómodo y paciente. Por ello, cultivar este tipo de deseo exige renegociar los tiempos eróticos, dedicar diferentes momentos de placer, dejar de obsesionarse con la urgencia y abrirse a una exploración más lenta y curiosa.

Otra forma de fomentar el deseo sexual es a través de la autoexploración, la búsqueda de sensaciones y la experimentación del placer en nuestra propia piel. Masturbarse no solo ayuda a mantener activa la respuesta sexual, también refuerza la capacidad de reconocer qué estímulos excitan más; de hecho, una persona que conoce sus propios caminos de placer tiene más recursos para invocarlos después en pareja. Y aquí el deseo responsivo encuentra un aliado: cuanto más repertorio erótico interno se posea, más fácil será responder a los estímulos que vienen de fuera.

El error más común que cometemos con relación al deseo es creer que debería funcionar igual toda la vida y que la más mínima variación es sinónimo de un problema. Lo cierto es que ambos tipos de deseo conviven en diferentes proporciones a lo largo del tiempo y van evolucionando y mutando como cualquier otro aspecto de nuestra vida. Hay etapas dominadas por la espontaneidad y otras en las que lo responsivo ocupa más espacio. Lo importante no es aferrarse a un ideal, sino adaptarse y aprender a trabajar en ambas direcciones: cuidar el cuerpo, los hábitos y las hormonas para sostener la chispa espontánea, y entrenar la mente, la intimidad y el contexto para despertar la respuesta.

Incluso la investigación actual insiste en que no existe un único camino válido: el deseo está regulado tanto por procesos neuroquímicos como por experiencias psicológicas; pretender reducirlo a una sola dimensión es una simplificación dañina.[9] Basson demostró que la circularidad del deseo rompe con la idea lineal de excitación y orgasmo,[10] y Brotto y Luria que trabajar activamente los estímulos responsivos es tan efectivo como intervenir en lo fisiológico.[11]

El deseo, en definitiva, no se arregla esperando un milagro ni exigiendo que vuelva a ser lo que fue, sino que se cuida como un jardín: con constancia, con paciencia, con atención al terreno y a las estaciones. Lo que sí es seguro es que puede cultivarse y que tenemos muchos recursos para hacerlo. Así que quédate con que, cuanto mejor entendamos que existen dos tipos de deseo y que ambos requieren un trabajo distinto, más libres seremos para reconciliarnos con nuestras ganas y podremos aprovecharlas para disfrutar y ser más felices.

Ejercicio práctico: Registro de hábitos (para trabajar el deseo espontáneo)

1. Anota diariamente, durante dos semanas:
   - Sueño: horas dormidas y calidad del descanso (mala, media, buena).
   - Alimentación: número de comidas equilibradas (no restrictivas, ¡equilibradas!) o desordenadas.
   - Actividad física: tipo y duración.
   - Estrés: nivel percibido (0-10).
   - Momentos de autocuidado/relajación: lectura, ducha tranquila, paseo...
   - Deseo espontáneo: ¿apareció? ¿En qué momento? Intensidad (0-10).

→

2. Revisa el registro cada 3-4 días y marca qué hábitos parecen coincidir con más señales de deseo o mayor bienestar corporal.

3. Al terminar las dos semanas, selecciona dos hábitos que quieras reforzar (por ejemplo, dormir mejor, hacer ejercicio moderado, reservar tiempo de relax) y comprométete a mantenerlos otras dos semanas para ver el impacto que tienen en tu vida.

El objetivo de este ejercicio no es forzar el deseo, sino crear el terreno fértil para que aparezca con más facilidad.

Ejercicio práctico: Tu relato erótico (para trabajar el deseo responsivo)

Un relato erótico nos obliga a pensar en historias con una mirada sensual, focalizándonos en lo que nos excita, desarrollándolo para que la tensión crezca.

1. Elige un escenario: piensa en un lugar donde te gustaría situar la historia, ya sea real, inventada o inspirada en pura fantasía.

2. Define personajes: puedes escribir en primera persona, inventar personajes o usar una mezcla de ambos. ¿Por qué no ser tú quien protagoniza la historia?

3. Describe el ambiente: detalla cómo son el espacio, la luz, los sonidos, los olores... No necesitas entrar en lo sexual aún, así que piérdete en descripciones precisas del entorno; trata de sumergirte en el ambiente.

4. Introduce la tensión erótica: deja que aparezcan miradas, palabras, gestos, situaciones que despierten expectativas. Piensa en situaciones cotidianas y cárgalas de detalles insólitos.

5. Desarrollo libre: decide hasta dónde quieres llegar en la narración. No es obligatorio describir el sexo explícitamente si no te sientes a gusto; puede quedarse en la insinuación o en prácticas de placer más implícitas.

6. Revisión final: lee tu relato e identifica qué partes te resultan más excitantes.

Mitos del deseo sexual

Como habrás entendido, gran parte de lo que pensamos acerca del deseo y del sexo son mitos que rodean toda nuestra vivencia de la sexualidad y distorsionan todo lo que sentimos acerca de ella.

¿Resultado? Que no acabamos disfrutando, estamos frustradísimas y sentimos que nuestra sexualidad «debería» ser de otra forma.

Así que vamos a desglosar las principales creencias para que puedas cuestionarte si, efectivamente, eres tú la que «estás mal» o lo está aquello que piensas.

Si no tienes deseo antes de empezar, algo está mal

Aunque estemos acostumbradas a pensar que el deseo es el preámbulo del sexo, en muchas ocasiones aparece durante las relaciones sexuales y se alimenta a través de la excitación, más que de la expectativa previa. Por lo tanto, es totalmente natural si no tienes siempre deseo antes, pero te vas sintiendo con más ganas a medida que vas disfrutando de tus prácticas de placer. Ese es tu deseo reactivo alimentándose de estímulos eróticos.

Excitarse implica sentir deseo

Uno de los enormes malentendidos acerca del deseo es pensar que es lo mismo que la excitación. Así que voy a definir cada cosa para que lo tengas claro: el deseo es la motivación o interés por iniciar una actividad sexual; está influido por el contexto, el vínculo afectivo, la autoestima, el estrés y la historia sexual —entre otras cosas— y puede ser espontáneo o responsivo. La excitación, sin embargo, es la respuesta fisiológica, física y mental ante estímulos sexuales; incluye cambios como lubricación vaginal, erección, aumento del ritmo cardíaco y tensión muscular, y puede ocurrir incluso sin deseo —por ejemplo, en contextos no eróticos—. En resumen: puedes excitarte sin sentir deseo, puedes sentir deseo sin excitarte.

Si estás enamoradx, siempre sentirás deseo por tu pareja

Es indudable que el sexo, para muchas personas, es un lenguaje más para demostrar amor; pero el deseo y el amor viajan en carriles diferentes. Estar enamoradx puede generar cercanía, seguridad y ternura, pero el deseo erótico suele necesitar algo distinto: tensión, espacio, novedad, misterio. Es posible amar profundamente a alguien y, aun así, no sentir deseo sexual frecuente por esa persona. El deseo no se alimenta solo de amor, sino también de autonomía, imaginación y juego; por eso, confundir ambos puede generar culpa o una frustración innecesaria.

Las mujeres experimentan menos deseo que los hombres

Como hemos mencionado antes, el deseo femenino ha sido menos comprendido y más reprimido. Los estudios demuestran que muchas mujeres tienen deseo, pero no siempre se manifiesta de forma espontánea. Además, las mujeres están más expuestas a narrativas culturales que limitan su placer: culpa, doble moral, desinformación... El deseo no es una cuestión de género, sino de contexto, educación sexual y condiciones para que pueda ampliarse y explorarse.

Si no hay lubricación, no hay excitación

La lubricación vaginal puede depender de muchas variables: fase del ciclo, lactancia, menopausia, medicamentos, estrés, estado del suelo pélvico... Una persona puede estar muy excitada y no lubricar. La excitación o el deseo no siempre tienen que ir de la mano con una respuesta física inmediata. Por eso, usar lubricantes es una herramienta válida y no una señal de «fallo».

Deseo y excitación siempre van juntos

Hay personas que sienten deseo sin una respuesta corporal clara y otras que se excitan físicamente sin haber experimentado deseo previo. Esto se llama modelo de respuesta sexual no lineal. Especialmente en mujeres y en personas con vulva, es común que el deseo aparezca durante la excitación, no antes.

Si no tienes deseo sexual, es un signo de problemas en la relación

A veces, el deseo disminuye por cuestiones personales: estrés, fatiga, hormonas, salud mental; otras veces es porque el modelo de sexualidad no conecta con la persona o porque necesita más variedad, seguridad o estímulo erótico, por no mencionar los problemas relativos a la desconexión emocional dentro del vínculo. Sí, los problemas de pareja pueden influir, pero no son la causa única ni la más común; por lo general, hay que mirar más allá e identificar cuáles son las causas y concausas que están afectando al deseo en la pareja.

El deseo sexual se pierde con la edad

El deseo no necesariamente se pierde, sino que, por lo general, evoluciona. Muchas personas experimentan un deseo más pausado o diferente con respecto a otras etapas de su vida, pero no necesariamente es menor o peor. Además, con los años también existe más conocimiento del cuerpo, menos presiones sociales y más claridad sobre lo que se quiere. El deseo puede seguir presente toda la vida si se le da espacio y se adapta a las nuevas etapas.

3

Sueños eróticos

Probablemente seas de esas personas que adoran dormir y, si tienes más de treinta años, ¿cómo contradecirte? Aparte de ser una de las actividades más restauradoras y placenteras jamás inventadas, otra gran verdad acerca del sueño es que dormir nunca es solo dormir. Mientras el cuerpo descansa, la mente sigue despierta en otra dimensión, construyendo imágenes, historias y sensaciones que, muchas veces, se sienten más reales que la vida misma. A veces incluso te despiertas preguntándote qué ha ocurrido o te pasas todo el día dándole vueltas a esas proyecciones de la mente.

Dentro de ese teatro nocturno, los sueños eróticos ocupan un lugar fascinante: pueden hacer que el corazón lata más rápido, que los genitales respondan con excitación e incluso que se produzca un orgasmo intenso, sin que haya ninguna estimulación física directa —lo que te contaba tu amiga sobre tener placer y clímax estando dormida era verdad—. Un orgasmo que nace en la mente, en la penumbra del sueño, y que demuestra que el deseo no necesita siempre de lo tangible y material para manifestarse.

Lo primero que es importante decir es que los sueños eróticos son universales. En un estudio reciente, más del 95 por ciento de las personas participantes reconocieron haber tenido sueños de contenido sexual a lo largo de su vida.[1] Es decir, casi todas las personas, en algún momento, despiertan sobresaltadas por la intensidad de una escena erótica imaginaria que se coló en su mente mientras dormían. Esta cifra por sí sola derrumba el mito de que los sueños eróticos son algo «raro», vergonzoso o propio de quien «piensa demasiado en sexo». Y aunque fuese porque piensas «demasiado» en sexo, pues mejor para ti.

Lo cierto es que los sueños eróticos no son un fenómeno aislado ni extraño, sino una función más de nuestro cerebro en reposo: igual que soñamos con lo que nos preocupa, con lo que deseamos o con lo que tememos, también soñamos con aquello que nos erotiza o, incluso, mezcla sensaciones como el disgusto y lo sensual, y es ahí cuando te quedas con cara de póquer.

De hecho, como han demostrado diferentes investigaciones, el contenido de los sueños refleja en gran medida los pensamientos y las preocupaciones de la vigilia.[2] No es casualidad que quien tiene miedo a volar sueñe con tener que embarcarse en un vuelo larguísimo y turbulento, que alguien en plena etapa de enamoramiento sueñe con su pareja actual o que quien atraviesa una ruptura todavía tenga encuentros eróticos en sueños con su ex. El sueño organiza, procesa y recicla, y en ese proceso se cuela también el erotismo.

A lo largo del día piensas en miles de cosas y a lo largo de la noche, también, ¡incluso más! Tu cerebro se encarga de hacer que tus ideas sigan un *storytelling*, se enreden e incluso se vuelvan algo bizarras.

Orgasmos nocturnos: más allá del mito de la polución

Una de las manifestaciones más llamativas de los sueños eróticos son las emisiones nocturnas, también conocidas como «sueños húmedos». Estas han sido históricamente estudiadas casi siempre en personas con pene, porque se acompañan de eyaculación involuntaria de semen durante el sueño —también llamada «polución»—, y suelen darse en la adolescencia y juventud, aunque pueden ocurrir a cualquier edad.

Aun así, en personas con vulva se da lubricación, contracciones pélvicas e incluso orgasmos, sin eyaculación. Sin embargo, aquí es importante aclarar un detalle científico que a menudo se pasa por alto: estas emisiones no siempre van acompañadas de sueños eróticos; de hecho, la eyaculación —y otras respuestas sexuales del cuerpo— puede producirse en el nivel de la médula espinal, incluso sin participación directa del cerebro ni de imágenes oníricas.[3]

Esto significa que la emisión nocturna no depende necesariamente de soñar con sexo, sino de la activación fisiológica del cuerpo durante las fases de sueño profundo: el cuerpo puede liberar tensión sexual acumulada incluso sin un sueño erótico consciente. Te preguntarás por qué sucede. La respuesta es sencilla e incluso un poco banal: el cuerpo necesita oxigenar y mantener activos sus órganos, especialmente en épocas de baja actividad sexual. Esencialmente es una sesión de gimnasio sin ejercicios extenuantes.

Esta explicación echa por tierra la idea tradicional de que las poluciones nocturnas son simplemente sueños húmedos, cuando en realidad, y en la mayoría de los casos, pueden ser fenómenos fisiológicos independientes del contenido del sueño.

Erecciones nocturnas en el pene y el clítoris

Al igual que los penes tienen erecciones nocturnas (*nocturnal penile tumescence*), las personas con vulva también presentan erecciones clitorianas nocturnas (*nocturnal clitoral tumescence*). Estas erecciones del clítoris ocurren sobre todo durante las fases REM (*rapid eye movement*) del sueño, que son las mismas en las que el pene se erecta de forma espontánea, las fases en las que soñamos. Más adelante profundizaremos en lo que ocurre en nuestro cerebro cuando soñamos con contenido erótico y te explicaremos qué relación hay entre erecciones, sueños y orgasmos nocturnos.

Varios estudios con medición de flujo sanguíneo y presión vaginal han mostrado que el clítoris, junto con la vagina y el útero, experimenta un aumento de riego sanguíneo y engrosamiento de tejidos similar al que ocurre durante la excitación en vigilia.[4] Igual que las poluciones nocturnas, estas erecciones no siempre van ligadas a sueños eróticos ni a la excitación, sino que, igual que ocurre con el pene, pueden producirse de manera puramente fisiológica, como una especie de «mantenimiento» de la salud de los tejidos eréctiles.

- Con sueños eróticos: cuando la mente está activada en escenas sexuales, la excitación psicológica se suma a la fisiológica, y entonces esas erecciones nocturnas pueden sentirse más intensas o incluso llevar al orgasmo durante el sueño. Se mezclan imágenes mentales con la erección del clítoris, produciendo un combo fenomenal para que la experiencia sea mucho más «inmersiva».
- Sin sueños eróticos: el clítoris igualmente pasa por ciclos de erección durante la noche, aunque la persona no lo perciba. En este caso, no hay imágenes oníricas

que lo acompañen, pero el cuerpo igualmente asegura que los tejidos eréctiles reciban oxigenación y sangre de manera que se mantengan sanos.

¿Qué nos dicen los sueños eróticos de nuestra vida en vigilia?

Más allá de su fisiología, lo interesante de los sueños eróticos es lo que revelan sobre nuestra vida íntima y relacional. En un estudio de 2021 se observó un patrón muy sugerente: las personas con relaciones más largas, con mayor satisfacción de pareja, mayor deseo sexual y mayor frecuencia de encuentros sexuales tenían más probabilidades de soñar eróticamente con su pareja actual.[5] En cambio, aquellas en relaciones más recientes, con menor satisfacción o menos sexo reportaban más sueños eróticos con exparejas. ¿Esto significa que si sueñas con tu expareja estando con tu pareja actual es que no te sientes a gusto en tu relación? Obviamente, no. Como he mencionado con anterioridad, la mayoría de las veces los sueños eróticos son totalmente aleatorios y mezclan emociones y pensamientos del día a día, sin sugerir que desees hacer algo en concreto.

Lo que sí es cierto es que en ocasiones los sueños eróticos actúan como un espejo de nuestra vida, incluso afectiva y sexual. Si estamos felices y satisfechas, probablemente el inconsciente refuerce ese vínculo trayendo sensaciones e imágenes representativas de nuestra vida actual a nuestro escenario onírico. Si en cambio hay carencias, deseos insatisfechos o nostalgia, el cerebro —tanto dormido como despierto— puede recurrir a figuras del pasado.

En otras palabras, soñar con antiguas parejas no significa necesariamente que queramos volver, sino que nuestro cerebro está elaborando emociones, deseos o asuntos inconclusos relacionados con esa persona o con esa etapa de la vida. Que no cunda el pánico: puedes decidir prestarles más atención a tus emociones en la etapa actual de tu vida o, sencillamente, dejar que pase, igual que miles y miles de pensamientos cruzan por tu mente en el día a día.

Finalmente, se ha encontrado que las personas que tienen más actividad sexual, ya sea en solitario o en compañía, y quienes fantasean más a menudo tienden a reportar también más sueños eróticos que la media.[6] Esto implica que el deseo y el imaginario erótico son lo más parecido a un músculo: cuanto más se usan, más permea en todas las áreas de nuestra vida, incluido el mundo de los sueños.

El valor psicológico de los sueños eróticos

A lo largo de la historia, los sueños —los eróticos también— han sido interpretados de múltiples maneras. En la tradición freudiana, por ejemplo, se les atribuía un papel simbólico, como manifestaciones disfrazadas de deseos reprimidos. Habrás escuchado hablar de Freud de muchísimas maneras, así que no me detendré en este punto.

Hoy, la ciencia del sueño ofrece una mirada más pragmática y realista: los sueños eróticos no son predicciones ni mensajes ocultos, sino formas en que el cerebro procesa información, recuerdos y estímulos emocionales relacionados con el erotismo. Sin más.

La función principal de los sueños parece ser organizar la memoria y regular las emociones que experimentamos cuando estamos despiertas. Así, cuando soñamos con situaciones sensuales, probablemente nuestro cerebro esté procesando experiencias recientes, inquietudes o deseos, más que revelando verdades profundas escondidas.

Aun así, eso no resta importancia a la vivencia: muchas personas despiertan con una sensación de placer, alivio o incluso culpa después de un sueño erótico, lo que demuestra que estos episodios tienen un impacto emocional real en nuestra vida.

Ejercicio práctico: Diario de sueños eróticos

Los sueños eróticos no siempre son fáciles de recordar, pero cuando lo hacemos, pueden convertirse en una puerta muy valiosa para conectar con nuestro deseo y entender mejor nuestra sexualidad en el presente. La idea de este ejercicio es darles un lugar consciente en tu vida despierta, transformándolos en material para la reflexión y, si lo deseas, en combustible para la excitación.

1. Ten una libreta junto a la cama: lo importante es que esté a mano para anotar apenas abras los ojos. Si eres de esas personas que tienen las notas del móvil como si fuese su consciencia externa, utiliza eso.

2. Escribe en cuanto despiertes: aunque no recuerdes todo el sueño, apunta lo que venga, ya sean imágenes, frases, una sensación corporal, incluso una emoción vaga. Los recuerdos de los sueños se desvanecen muy rápido, especialmente cuando intentas ordenarlos o relatarlos, por eso es clave hacerlo en los primeros minutos.

3. Registra detalles sensoriales: ¿qué sentiste en el cuerpo? ¿Cómo estaba el ambiente? ¿Qué emociones te atravesaban? No se trata solo de quién aparecía, sino de cómo te hacía sentir eso que estabas viviendo.

4. Observa patrones: con el tiempo podrás detectar repeticiones, por ejemplo, quizás siempre sueñas con lugares

→

públicos o con determinadas emociones o con ciertos roles. Estos patrones dicen mucho de lo que tu mente asocia con la excitación, la curiosidad o el tabú.

5. Integra lo aprendido: ¿qué revela este sueño sobre mis deseos o sobre mi relación con la sexualidad? ¿Me habla de algo que anhelo, de algo que me incomoda o de algo que simplemente mi cerebro está elaborando aleatoriamente?

Este ejercicio no busca forzarte a cumplir esos sueños en la realidad ni a sobreanalizar lo que tu mente proyecta de forma totalmente natural y automática. Se trata, más bien, de usar el lenguaje del inconsciente como un espejo, un espacio donde el deseo se muestra sin censuras ni filtros. Si lo permites, los sueños eróticos pueden ser no solo un episodio nocturno curioso, sino también un recurso interesante para reconciliarte con tu imaginación sexual y ampliar tu mapa del placer.

¿Por qué soñamos con personas inesperadas?

Un fenómeno que desconcierta a muchas personas es soñar eróticamente con alguien con quien nunca tendrían sexo en la vida real: un colega, una amiga, desconocidos, incluso una figura política o alguien que, por lo que sea, puede ser un poco perturbador. ¡Atención! Esto no significa que exista una atracción reprimida, sino que responde a la forma caótica y libre con la que funciona el cerebro dormido.

El contenido de los sueños no siempre es literal ni lógico, como lo puede ser una narración, sino que muchas veces las personas que aparecen son símbolos o sustitutos de emociones, roles o situaciones que estamos viviendo. Vamos, nada que ver con esa figura en concreto, sino con lo que puede representar o, sencillamente, algo que ocurre porque sí.

Lo mismo sucede con los sueños eróticos que implican escenarios tabúes, como la infidelidad o prácticas poco habituales, no convencionales o, incluso, ilegales. El hecho de soñarlas no implica un deseo consciente de realizarlas ni la predicción de que eso va a ocurrir en algún momento de tu vida. Al contrario, muchas veces son escenarios que la mente utiliza para explorar emociones como la excitación, la curiosidad o el miedo, en un espacio seguro donde nada tiene consecuencias.

Ejercicio práctico: Desmontar la culpa

Como he repetido hasta ahora, los sueños eróticos no son decisiones conscientes, sino un producto de la actividad cerebral durante las fases REM, cuando se activan zonas relacionadas con la emoción y la memoria, y se relaja la parte más racional. Esto hace que aparezcan escenas inesperadas, a veces absurdas, lo cual nos puede provocar culpa y vergüenza, por lo que acabamos dándoles más importancia de la que tienen.

Para que no te invada la culpa, prueba esto:

1. Recuerda: tu cerebro está jugando. Cuando aparezca la culpa, anota esta frase en un cuaderno o en una nota del móvil: «Un sueño no es un deseo consciente. Es el resultado de un proceso cerebral natural». Volver a leerlo te ayudará a separar la experiencia onírica de tu identidad o intenciones y te aliviará.

2. Registra, no interpretes: si lo recuerdas, escribe el sueño como si describieras una película rara que viste. Evita preguntas como «¿qué significa?». Usa en su lugar: «¿qué emociones noté?» (placer, sorpresa, miedo...). Esto ayuda a quedarte con la vivencia emocional, no con una interpretación moral ni el autojuicio.

→

3. Normalízalo con el dato: ten presente que más del 95 por ciento de las personas reporta haber tenido sueños eróticos, como has leído hace unas páginas. No eres un bicho raro, todo lo contrario, de hecho: eres estadísticamente parte de la norma.

La dimensión del placer nocturno

Aunque los sueños eróticos puedan generar culpa en algunas personas, lo cierto es que constituyen una manifestación sana de la sexualidad; no requieren de voluntad, no implican engaño, no son actos que comprometan a la pareja, sino que son simplemente expresiones de cómo el cerebro integra el erotismo en su actividad nocturna.

Es importante remarcarlo: un sueño erótico no es una decisión, es un fenómeno neurofisiológico. Aparece sin pedir permiso, del mismo modo que no elegimos soñar que volamos o que no llegamos a un examen. Sin embargo, cuando se trata de lo sexual, la sociedad ha colocado demasiadas capas de moralidad, simbolismo y vergüenza. Así que lo que en realidad es un proceso totalmente automático y natural muchas veces se vive como una transgresión secreta de la cual sentirnos en parte responsables.

Para otras muchas personas, sin embargo, los sueños eróticos son una fuente de placer inesperado, una especie de «regalo» del inconsciente que se disfruta sin más justificación ni planificación, que llega en medio de la noche como un recordatorio de que el cuerpo y la mente no están tan separados como creemos.

El placer nocturno tiene además una dimensión liberadora, ya que sucede sin guion, sin necesidad de cumplir expectativas, sin comparaciones ni exigencias externas: es una forma de nuestra sexualidad de liberarse de los perímetros culturales y lógicos dentro de los cuales estamos retenidos en la vigilia.

En ese sentido, el orgasmo durante un sueño puede vivirse como uno de los pocos espacios de intimidad absolutamente privados, donde nadie más participa ni observa, ni mucho menos opina. Y ese es quizá su valor más revolucionario, del que poco se habla: recordarnos que la sexualidad no se limita a lo que hacemos despiertas, sino que forma parte de nuestra naturaleza integral, tejida en las fibras más profundas del cerebro y que nos acompaña a lo largo de toda nuestra existencia.

Lo que te propongo para la próxima vez que te despiertes después de un sueño con una intensa carga erótica, en lugar de cuestionarlo o de sentirte culpable, es mirarlo como una muestra de la creatividad erótica del cerebro, que celebra el placer sin juicios, sin control y sin necesidad de justificación.

¿Qué pasa en el cerebro cuando tenemos sueños eróticos?

Durante mucho tiempo se pensó —y aquí Sigmund Freud tuvo buena parte de culpa— que los sueños eran la llave secreta para descifrar nuestros deseos más reprimidos. Y hasta aquí te parecerá ya todo mal, pero sigue leyendo, que te prometo que tiene sentido. Freud estaba convencido de que, cuando soñábamos, nuestro inconsciente se colaba en escena para dejar escapar pulsiones prohibidas, escondidas en la vida diaria.

Es fácil deducir que un sueño erótico se interpretaba como un mapa de lo que en realidad deseábamos, pero no nos atrevíamos a aceptar. En su momento fue una lectura revolucionaria y, aparentemente, cuadraba en la teoría de la época, un tanto rígida y simbólica, pero hoy en día la ciencia nos dice que esto no funciona exactamente así.

Los sueños no son confesiones ocultas ni mensajes en clave del inconsciente, sino, más bien, el resultado de lo que sucede en el cerebro cuando atravesamos las fases REM —porque sí, hay más de una por noche— del sueño, ese momento en el que nuestros ojos se mueven rápidamente bajo los párpados y la actividad cerebral se arranca en modo fiestas de verano, Semana Santa y fin de año a la vez. A lo loco.

En la fase REM ocurre una combinación curiosa y única: se enciende con fuerza el sistema límbico, la parte de nuestro cerebro que gestiona las emociones, la motivación y también los aspectos relacionados con la conducta sexual. Y, al mismo tiempo, baja la actividad de la corteza prefrontal, que es la parte más lógica y racional, la que organiza, planifica y pone orden.

¿Resultado? Las emociones se disparan, la lógica se apaga y el cerebro empieza a mezclar personajes, lugares y recuerdos en un cóctel a veces delirante. De ahí que soñemos con tener sexo en la cocina del instituto con alguien que ni siquiera nos atrae en la vida real, que lo hagamos en la piel de otra persona o que disfrutemos con las prácticas más insólitas.

Pero la cosa no acaba ahí, porque durante las fases REM también ocurren fenómenos fisiológicos automáticos, como las erecciones nocturnas del pene y del clítoris. No aparecen porque estés soñando con algo erótico, sino, como ya expliqué, por mecanismos de relajación y cambios en el flujo sanguíneo.

Eso sí, el cerebro, que es un narrador creativo, director y guionista, puede «aprovechar» esa sensación física y transformarla en parte de la historia del sueño; así es como a veces los sueños eróticos se vuelven tan vívidos que incluso pueden acabar en un orgasmo y un despertar maravillosamente confuso.

¿Significa esto que, si sueñas con tu jefe, tu vecina o un famoso de Hollywood, en realidad deseas acostarte con ellos? Para nada. Significa que tu cerebro, con la racionalidad de vacaciones y la emoción a todo volumen, ha montado un escenario perfecto en el que se cuelan retazos de lo que vives, piensas o sientes, sin que eso sea un reflejo fiel de tu deseo consciente.

En definitiva, los sueños eróticos son el resultado de tres ingredientes que se combinan en la noche: emoción intensa, racionalidad desconectada y respuesta fisiológica del cuerpo. Con eso, tu cerebro escribe su propio guion erótico y surrealista, que no siempre tiene sentido —de hecho, pocas veces lo tiene— pero sí nos recuerda que la sexualidad no vive solo en el cuerpo, sino también en la imaginación.

4

Problemas que afectan a tu placer (en la mente)

El placer no se halla solo en la piel ni en los genitales, sino que gran parte del espacio que ocupa en nuestra vida está en la mente y, aunque solemos imaginarlo como algo que se despierta en el cuerpo, lo cierto es que lo que ocurre entre nuestras orejas tiene mucho más impacto en nuestra experiencia erótica que lo que ocurre entre nuestras piernas.

La mente es esa dimensión infinita capaz de encendernos con un simple recuerdo, de provocar un escalofrío con una imagen fugaz o de construir fantasías que nos proyectan a lugares distantes años luz de donde estamos. Pero también es la misma que apaga el deseo con una sola frase o un diálogo interno severo y juzgador, que convierte un momento íntimo en un examen con nota, que nos recuerda las facturas pendientes en mitad de una caricia o nos hace dudar de si seremos lo suficientemente buenos para la otra persona.

Puedes pensar en el placer como en una melodía: el cuerpo pone los instrumentos y orquesta ritmos y sonidos, pero la mente es la que decide si el concierto se escuchará como música o como ruido.

Lo fascinante es que nadie nos enseña a pensar en la mente como escenario erótico. Aprendemos que el sexo existe únicamente entre dos personas —a una sola ni siquiera se la considera como «sexo», y más de dos «es vicio»—, concretamente en sus genitales; que el orgasmo es el objetivo; que la atracción es suficiente y necesaria para prender la chispa y desnudarnos.

Y todo se resume en una lectura mecánica, aproximativa y supersimplista de una experiencia que, en realidad, es mucho más tridimensional y profunda. Tampoco tiene por qué ser trascendental ni nada místico, por supuesto; a veces es sencillamente un «aquí te pillo, aquí te mato», pero se viven muchas cosas en esa relación sexual, incluso antes y después. Estoy segura de que sabes de qué hablo.

De hecho, la experiencia íntima nos demuestra que puedes tener el cuerpo perfectamente estimulado y aun así no sentir nada, porque la mente está en otro lugar. O puedes, sin ningún tipo de contacto físico, excitarte hasta el punto de alcanzar el orgasmo con solo fantasear, con solo dejar que la imaginación haga su trabajo o incluso durmiendo. La mente es tan poderosa que puede ser nuestra mejor aliada, pero también tan frágil que puede convertirse en nuestra mayor enemiga, un juez severísimo que nos produce un eco aterrador: «No estás a la altura».

En este capítulo vamos a hablar de esos problemas que no proceden de una enfermedad ni de una alteración física, sino de lo que pensamos, de cómo nos hablamos, de las historias que nos contamos y de las creencias que hemos interiorizado a lo largo de los años.

El estrés, por ejemplo, es uno de los grandes saboteadores del deseo y del placer. Se cuela en la cama con nosotras, acelera nuestros pensamientos, tensa cada músculo y llena la mente de obligaciones que no cesan. La ansiedad lo acompaña de cerca: en lugar de dejarnos estar en el presente, nos arrastra hacia lo que podría salir mal, hacia la anticipación de un fracaso, hacia el miedo de no cumplir con las expectativas, hacia el temor de no ser lo suficientemente deseable. La ansiedad en el sexo nos aleja del momento presente y nos hace protagonistas de escenarios terroríficos que, probablemente, nunca ocurran.

La culpa, por su parte, sigue siendo un eco de viejos discursos —religiosos, sociales o familiares— que nos dicen que desear es sucio y que disfrutar está mal —o está bien hasta cierto punto— y que deberíamos preocuparnos más por temas verdaderamente importantes, como el riesgo de embarazo o de contraer una infección de transmisión sexual.

Y la vergüenza, prima hermana inseparable de la culpa, nos recuerda cada centímetro de nuestro cuerpo que no encaja en los cánones, cada decisión y gesto que podría ser juzgado por lo que dirán los demás y que en cada comparación, probablemente, siempre perderemos.

Hay más enemigos silenciosos, de los que hablaré detenidamente en esta sección, pero para que tengas un «trailer» de lo que viene, lo que llamamos en sexología «imperativo orgásmico» es uno de los más extendidos: esa idea de que, si no llegamos al orgasmo, el sexo ha fracasado. Como si las relaciones íntimas fueran una carrera con meta obligatoria y no un recorrido lleno de estaciones donde detenerse, disfrutar y explorar con curiosidad. Las expectativas también pesan como piedras; entramos en la cama con un guion aprendido: besos, caricias, quizás sexo oral, penetración, orgasmo. Y *ciao*.

Olvidamos que el placer puede escribirse de mil formas distintas. ¿El resultado? Cuando esas expectativas no se cumplen, la decepción se traduce en frustración, en desconexión, en la sensación de que algo anda mal.

Entre toda esta constelación de dinámicas mentales que experimentamos en las relaciones íntimas, especialmente en las compartidas, no podemos olvidar el miedo, una emoción tan antigua como la misma naturaleza. Cuando nos invade el miedo perdemos toda nuestra espontaneidad, porque, en lugar de dejar que el goce fluya, convierte cada gesto en una comprobación y cada respuesta en una medida. La herramienta de la que se sirve el miedo para funcionar es, sin duda, la comparación, ya sea con la pornografía, las experiencias de la gente que nos rodea o la idea de lo que «todo el mundo» hace. Todo ello conduce a que nos olvidemos de que el placer es subjetivo, y pensamos que debería seguir un estándar universal.

Por si todo esto no fuera suficiente, está la distracción. El cerebro, que nunca descansa, a menudo decide repasar la lista de la compra justo cuando alguien se acerca y nos acaricia. Es como si en lugar de estar en la cama estuviéramos en la oficina, en el supermercado o en la conversación pendiente con alguien, incluso de hace años. Y ahí surge una de las contradicciones más icónicas de nuestro siglo: un placer que exige presencia y pausas frente a una mente entrenada para la productividad incesante. Pocas cosas son más incompatibles que esas dos, probablemente solo el agua y el aceite.

Por otro lado, no olvidemos las heridas emocionales que acarreamos desde cuando ni siquiera tenemos memoria: esas experiencias pasadas que han dejado huella aunque no las recordemos y por eso no les damos importancia. Una educación sexual represiva, un comentario hiriente de una persona importante, una pareja que invalidó nuestro consentimiento, todo eso queda almacenado en la memoria del cuerpo y de la mente. Y aunque no siempre lo tengas presente, se manifiesta en el momento más íntimo, irrumpiendo en una situación que nada —o mucho— tiene que ver con lo que viviste en el pasado. Entonces una caricia se convierte en incomodidad y lo más fácil es que entres en un bucle en el cual no sabes cómo orientarte, ni mucho menos cómo salir. ¿Por qué no consigo excitarme, si me encanta esta persona y todo lo que hacemos? ¿Y si, de repente, ve algo que no le gusta y deja de quererme? ¿Y si no le gusta el sexo que tenemos hoy y piensa que no soy para tanto? ¿Te suena todo esto?

Lo curioso es que desde fuera nada de esto se ve y, por eso, puede que a veces sientas confusión y te preguntes si es algo exclusivamente tuyo o todo el mundo pasa por estas cosas. Te lo digo yo, que veo a mucha gente en consulta con la misma duda: dos cuerpos pueden parecer entregados al sexo, pero, en realidad, una mente puede estar luchando una batalla entre el goce y la autoexigencia, por ejemplo.

Por eso este capítulo es tan central para mí, porque reconocer que la mente puede ser la aliada o la enemiga del placer es el primer paso para reconciliarnos con ella, prestarnos más atención y, finalmente, quitarle hierro a lo accesorio.

En esta parte del libro no te voy a enseñar a negar tus pensamientos ni, mucho menos, a forzarnos a estar «en blanco», como a veces se nos dice. Se trata de entender qué papel juegan, de reconocer cuándo el ruido interno está boicoteando lo que sentimos, de autorizarlos a salir, pero también de aprender a darles menos poder.

A lo largo de las próximas páginas vamos a desmontar estos problemas uno por uno. Hablaremos del estrés y de cómo su química afecta al deseo; de la ansiedad, que roba presencia y multiplica preocupaciones; de la culpa y la vergüenza, que nos pesan como piedras heredadas de generaciones anteriores. Por supuesto, te aclararé conceptos que ni siquiera pensabas que existían, como el imperativo orgásmico, que convierte el sexo en un examen y del que ya he dado unas pinceladas anteriormente.

Asimismo, de las expectativas y comparaciones, que nos hacen sentir insuficientes. Del miedo, de la distracción, de la autoexigencia. Y también de algo muy importante: de la presión de encajar en una sexualidad que quizás no nos pertenece pero que hemos aprendido como único referente, del dolor de creer que no somos normales, del silencio que nos lleva a callar lo que no disfrutamos y nos presionamos por gozar.

Los apartados que siguen serán un espacio para mirar hacia dentro e identificar qué pensamientos habitan tu cama y qué creencias se cuelan entre tus sábanas. Antes de adentrarte, te invito a observarte sin juicio y con ternura, porque solo desde ahí, desde una mirada compasiva, podemos empezar a reconectar con un placer que no dependa de cumplir expectativas externas, sino de escuchar nuestras necesidades.

El placer en la mente puede parecer frágil, pero en realidad es poderoso; funciona como un espejo: puede distorsionar lo que reflejas, pero también puede devolver una imagen luminosa cuando aprendes a mirarlo desde el ángulo adecuado. Este capítulo será, justamente, un recorrido para encontrar esos ángulos.

Estrés y ansiedad

Hablar de placer y de ansiedad en la misma frase es como intentar disfrutar de un concierto con un ruido constante de fondo: la música está ahí, pero no logras escucharla del todo porque tu atención se interrumpe. El cuerpo puede estar ahí, presente, dispuesto, afinado, pero la mente no nos deja escuchar la música, ya que está envuelta en su propio ruido.

El estrés y la ansiedad se han convertido en compañeros cotidianos, tan instalados en nuestras rutinas que a veces ya ni los reconocemos, pero sus efectos sobre nuestra vida íntima son profundos. El deseo, la excitación, la capacidad de abandonarse a un orgasmo y un sinfín de cosas más se resienten cuando estamos en modo alerta. Y sí, puede que ni te enteres de que estés hipervigilante, probablemente porque se haya vuelto tu forma de funcionar en el día a día.

La ansiedad, en términos fisiológicos, es un estado de activación diseñado para mantenernos con vida; literalmente es un sistema de supervivencia. Es el sistema nervioso simpático el que toma las riendas en esos momentos, preparándonos para huir, luchar o quedarnos inmóviles ante el peligro: el corazón se acelera, la respiración se agita, las pupilas se dilatan, los músculos se tensan. Este mecanismo, que en la selva nos habría salvado de un depredador, hoy se activa con un correo electrónico, una factura inesperada, un conflicto con la pareja. Y, aunque ese estado nos ayuda a sobrevivir y a mantener un equilibrio en nuestra vida, bloquea algo esencial: la relajación.

Como es de esperar, sin relajación, el sexo se convierte en un acto mecánico, sin lubricación, sin erección, pero, sobre todo, sin entrega ni ningún espacio para el disfrute. De hecho, para que aparezcan el placer y los mecanismos emocionales de la recompensa necesitamos activar el sistema nervioso parasimpático (antagonista del primero): el encargado del descanso, responsable de que estemos relajadas y que nuestro cuerpo pueda llevar a cabo funciones básicas y necesarias para que estemos bien (más allá de que sobrevivamos), como por ejemplo, la digestión.

Solo cuando este sistema toma protagonismo, el cuerpo puede abrirse al goce, dejarse llevar, recibir y sentir placer sin pensar en mucho más.[1] Este es el gran choque: placer y ansiedad no viajan en el mismo vagón, ya que uno invita a pausar y rendirse, y el otro a vigilar y controlar. Por lo tanto, si pensamos que el erotismo es, en esencia, un ejercicio de rendición y de presencia (más o menos) plena, resulta evidente por qué la ansiedad es su gran enemiga. No importa cuántos estímulos sensuales recibamos: si la mente está atenta a detectar peligros, te resultará dificilísimo disfrutar del sexo. Imagínate querer disfrutar de un viaje en coche, pero que no consigas pasar de la segunda marcha porque tienes puesto el freno de mano.

Aunque la ansiedad y el placer se lleven regular, la relación entre estos conceptos no es tan lineal ni tan simple; de hecho, hay quien, en medio de la ansiedad, ve aumentado su deseo, como si el cuerpo buscara en el sexo una vía de escape, un antídoto momentáneo contra la tensión. ¿Te ha pasado alguna vez que el remedio ante un mal día fuese la masturbación? ¿O que te dedicaras un rato de autoplacer porque no podías conciliar el sueño?

Por el contrario, y como hemos mencionado anteriormente, hay quien ve cómo el deseo desaparece, como si el cerebro cerrara con llave todo acceso al erotismo. Estudios recientes confirman que la ansiedad puede tener efectos tanto positivos como negativos sobre el deseo sexual, dependiendo de la persona, del contexto y de la intensidad de la experiencia emocional.[2]

Ahora bien, cuando la ansiedad se vuelve crónica, las consecuencias suelen ser más negativas que positivas. Diversas investigaciones han demostrado que las personas con ansiedad social tienden a tener experiencias sexuales menos satisfactorias, menos placenteras y con menos conexión emocional con sus parejas que otras personas. En especial, las mujeres cis con ansiedad social reportan una menor frecuencia de encuentros sexuales y un menor disfrute en ellos.[3] Es decir, la ansiedad no solo nos resta placer, sino que también tiene un impacto negativo en la sensación de intimidad compartida, ese «pegamento» invisible que mantiene unida a la pareja.

En los hombres cis, la ansiedad es una de las principales responsables de la disfunción eréctil de origen psicógeno. Aunque el cuerpo esté en perfecto estado, es la mente la que en su exceso de vigilancia interrumpe el delicado equilibrio que permite que el pene se llene de sangre y se mantenga erecto.[4] El efecto equivalente se observa en la lubricación de quien tiene vulva: la ansiedad puede bloquear la respuesta vaginal, haciendo que la excitación sea más difícil o incluso dolorosa.[5]

Lo que es curioso es que la ansiedad no solo afecta al sexo, sino que el sexo también afecta a la ansiedad. Básicamente, la una y la otra se retroalimentan en muchísimos casos. ¿Cuántas veces un encuentro que consideres «fallido» —una erección que no hay manera de que se produzca o un orgasmo que cuesta alcanzar, por ejemplo— genera todavía más ansiedad de cara al siguiente encuentro sexual?

Así nace el famoso «círculo vicioso», donde la ansiedad provoca dificultades sexuales y las dificultades sexuales, a su vez, alimentan la ansiedad, construyendo poco a poco un túnel donde los pensamientos intrusivos generan un eco incesante.[6] Con el tiempo, esto puede convertirse en una especie de trampa de la que resulta difícil salir, porque cuanto más intentamos controlar, más nos alejamos del disfrute. Me explico mejor: la ansiedad nos coloca en un estado de autoobservación constante, en el que en lugar de estar presentes en lo que sentimos, nos convertimos en espectadores de nuestro propio cuerpo; nos miramos desde fuera, evaluamos, juzgamos, comparamos. ¿Estoy suficientemente excitadx? ¿Se me verá bien desde este ángulo? ¿Y si está pensando en otra persona? Esta hiperconsciencia interfiere con la espontaneidad, transformando el sexo en un examen lleno de posibles errores con evaluación final (severísima, por cierto).[7]

No se trata solo de lo que ocurre en la cama, sino de la idea de sexualidad que tengamos y cómo estemos en un momento concreto de la vida. Si, por ejemplo, crecimos con discursos represivos o si hemos interiorizado que el sexo debe seguir un guion rígido, cualquier desviación de ese esquema genera un bucle de preguntas o directamente malestar.

Creemos que somos «bichos raros», «amantes mediocres», «incapaces de disfrutar»; esas narrativas no solo son falsas, sino también inútiles y crueles, porque nos alejan de la experiencia erótica al imponer estándares imposibles. En la mayoría de los casos la ansiedad no viene del cuerpo ni de la mezcla de dos cuerpos, sino de la historia que nos contamos sobre el sexo y cómo nos exigimos ser parte de ella.

Lo interesante es que también sabemos que hay herramientas que amortiguan los efectos de la ansiedad. El *mindfulness*, por ejemplo, se ha mostrado como un mediador entre ansiedad y deseo sexual; no es casualidad que quienes practican la atención plena tienen más capacidad de redirigir su foco hacia las sensaciones presentes y menos tendencia a dejarse atrapar por pensamientos intrusivos.[8] Dicho de otro modo: entrenar la mente para estar en el presente puede ayudarnos a escapar de la trampa del control. No más bucles.

Entonces, ¿qué hacemos con todo esto? La respuesta no es eliminar la ansiedad, porque forma parte de la vida y, en realidad, es una emoción necesaria para nuestra supervivencia (incluso emocional). La cuestión es aprender a reconocer cómo opera en nuestra vida íntima y cómo se cuela en la cama, para así poder tener una sexualidad mucho más libre y feliz.

Reconocer que no somos defectuosas por no ser capaces de desear bajo presión, ni raras por perder la excitación cuando la mente está ocupada, es esencial para que entendamos que sentir placer es solo el resultado de un bienestar de 360 grados.

Recuerda que lo que está fallando no eres tú, sino intentar encajar en un sistema que nos exige placer bajo condiciones de estrés, cuando en realidad el disfrute es incompatible con ese estado. Imagínate estar en un parque de atracciones sabiendo que hay zombis a tu alrededor: no es el mejor escenario para divertirte.

En definitiva, el estrés y la ansiedad son como interferencias en una radio: aprender a bajar ese volumen, a distinguir entre el ruido y la melodía, es parte del trabajo erótico más profundo que podemos hacer y que, por supuesto, nos puede llevar más tiempo del que pensamos.

Seguidamente vamos a ahondar más en los pensamientos automáticos que ocupan la mente y te desconectan de todo lo bonito que tiene el sexo y, obviamente, vamos a explorar, poco a poco, cómo relajarnos y cómo afrontar la ansiedad, además de revisar nuestro concepto de sexo y placer.

Ejercicio práctico: Registro de pensamientos intrusivos

Tomar distancia de los pensamientos intrusivos, identificarlos y reducir su impacto puede ser difícil mientras estás en pleno bucle ansioso, así que haz este ejercicio en un momento de calma, para analizar qué piensa tu cabeza en momentos de fuerte estrés emocional.

1. Durante una semana, cada vez que aparezca un pensamiento intrusivo anótalo de forma breve.

2. Registra en columnas la siguiente información:
   - Situación: ¿qué estaba pasando cuando apareció?
   - Pensamiento intrusivo: escríbelo tal cual te vino a la mente.

- Emoción asociada: ¿qué sentiste? (ansiedad, miedo, culpa, tristeza). Intensidad de 0 a 10.
- Respuesta conductual: ¿qué hiciste después de pensarlo? (por ejemplo, evitar, rumiar, pedir calma).
3. Al final del día, revisa el registro y marca con un asterisco los pensamientos que se repitieron más de una vez.
4. Al final de la semana, observa patrones:
   - ¿En qué contextos aparecen más?
   - ¿Qué pensamientos se repiten?
   - ¿Qué respuestas ayudan a calmar y cuáles alimentan la intrusión?

Mi consejo es que no intentes discutir con el pensamiento al ponerlo negro sobre blanco ni justificarte sobre el porqué de haber pensado eso; solo regístralo. Esta herramienta te servirá para observar con más distancia, no para «ganar la batalla con tu cabeza».

Ansiedad anticipatoria

Ya habrás oído hablar de ella, especialmente en lo vinculado a la dificultad eréctil. Pero lo cierto es que la ansiedad anticipatoria está presente en muchísimas esferas de nuestra vida íntima y, por eso, merece una particular atención.

Lo de «anticipatoria» es lo que más me interesa de este tipo concreto de ansiedad. Esta se manifiesta cuando la mente comienza a proyectar posibles fracasos mucho antes de que ocurra la experiencia sexual, incluso en una realidad hipotética en la que podría no producirse nunca ese escenario. Como si el avión te diera pánico y ya solo con imaginar tener que subirte a un Boeing 737 empezaras a sentir los nervios a flor de piel.

Lo que los ingleses llaman *anticipatory anxiety* (inevitablemente suena más *cool*) puede aparecer como la preocupación por no satisfacer a la pareja, miedo a la incomodidad o al rechazo, o temor a que el propio cuerpo no responda «como debería».[9] Este tipo de procesamiento previo genera un aumento de la activación fisiológica —como aceleración del corazón, tensión muscular o respiración superficial— que interfiere con la excitación y predispone a la evitación de la actividad sexual. Síntesis: un pensamiento estresante desencadena una respuesta en tu cuerpo de tipo ansiógeno. ¿Resultado? Imposible siquiera acercarte al placer porque tu sistema está en modo «ataca o huye» (o «congélate», en el peor de los casos).

La ansiedad anticipatoria no solo reduce la frecuencia de los encuentros sexuales con otras personas —porque, por supuesto, nadie quiere enfrentarse a algo incómodo o emocionalmente peligroso—, sino que también disminuye la capacidad de disfrutar del sexo y puede provocar problemas de excitación o de respuesta sexual, tanto si tienes pene como si tienes vulva.[10] Ocurre incluso en parejas estables con un bagaje erótico intenso; no es solo cosa de las primeras veces, no.

En paralelo, los pensamientos intrusivos —de los cuales hablaré detenidamente en el siguiente apartado— actúan como interrupciones mentales inesperadas durante el acto sexual y refuerzan nuestro proceso de duda, consolidando nuestras inseguridades. Por otro lado, el *spectatoring effect* —al cual me referiré más adelante— genera autoobservación, echando más leña al fuego de nuestro bucle mental, intensificando la distracción.

Este patrón de ansiedad que se alimenta de duda e hipervigilancia explica por qué ciertas personas con pensamientos intrusivos o con ansiedad anticipatoria pueden tener dificultades sexuales recurrentes, incluso si no existen problemas orgánicos.

Estudios experimentales y clínicos muestran que estos procesos interactúan de manera compleja. La interferencia atencional debida al *spectatoring effect* o a los pensamientos intrusivos reduce la percepción de estímulos eróticos y provoca un descenso de la excitación y del rendimiento sexual.[11] Literalmente es como si no llegáramos a sentir los estímulos que nuestro cuerpo está recibiendo porque hay algo que los bloquea. En consulta escucho frases del tipo de «es como si mi cuerpo no sintiera nada» o también «mi cabeza va tan rápido que no llego a sentir nada». Es, efectivamente, lo que sucede.

Si te preguntas cuán frecuente es la ansiedad en el sexo o si crees que es algo propio tuyo, siento decirte que es un fenómeno común, aunque se hable poco del tema, ya que la vulnerabilidad en la vida íntima no nos la ha explicado nadie —supongo que culturalmente estábamos demasiado ocupados en magnificar el sexo o envolvernos en el pudor—.

De hecho, la prevalencia de estos fenómenos es significativa. La ansiedad por el rendimiento sexual (SPA, *Sexual Performance Anxiety*) afecta a entre el 9 y el 25 por ciento de los hombres cis y a entre el 6 y el 16 por ciento de las mujeres cis, y se relaciona con trastornos como la disfunción eréctil, la eyaculación precoz o la inhibición del deseo.[12] Como mencionamos anteriormente, estos mecanismos generan un fuerte círculo vicioso que hacen que sea complejo salir de ahí.

Los tratamientos buscan restaurar la atención al placer y modificar los patrones de pensamiento disfuncionales. Por ejemplo, la terapia cognitivo-conductual (CBT, *Cognitive Behavioral Therapy*) combina psicoeducación, reestructuración cognitiva, entrenamiento en atención, experimentos conductuales y ejercicios de *sensate-focus* (enfoque sensorial) que funcionan muy bien para reducir la interferencia cognitiva y las demandas de rendimiento.[13]

Asimismo, las intervenciones basadas en *mindfulness* enseñan a centrar la atención en el presente, aceptar las sensaciones sin juicio y reducir la autoobservación crítica; muestran una especial eficacia en mujeres cis con dolor sexual o dificultades para la excitación.[14] Y, por último, la terapia de exposición —como por ejemplo la exposición a la realidad virtual— permite enfrentarse gradualmente a situaciones temidas y creencias catastrofistas, reduciendo la evitación y mejorando la respuesta sexual.[15]

La recomendación más sensata, aunque cada caso tiene su específica individualidad, es complementar estas estrategias con el trabajo en pareja, promover una comunicación abierta y modificar las expectativas sexuales.

El objetivo final de cualquier intervención es romper el ciclo de anticipación, autoobservación y catastroficación, devolviendo la atención al cuerpo y a la experiencia, y reconectando con la excitación y el placer.

Reconocer que la ansiedad anticipatoria, los pensamientos intrusivos y el *spectatoring effect* son fenómenos comunes, humanos y tratables ayuda a aliviar la culpa y la presión, abriendo la puerta a encuentros sexuales más plenos.

Pensamientos intrusivos

Como hemos apuntado con anterioridad, los pensamientos intrusivos durante las relaciones sexuales son automáticos, aparecen sin que los invoquemos y reflejan creencias profundas que tenemos sobre nosotras mismas, nuestras parejas y la vida en general. Empezar a plantearnos si somos lo suficientemente deseables a los ojos de nuestra pareja sexual, por ejemplo, puede acarrear la creencia de que ser atractivas para otra persona nos valida como seres humanos, ya que solo así seremos vistas, reconocidas y merecedoras de amor. ¿Piensas que es un poco enrevesado? Ya verás que cambiarás de idea al acabar esta sección.

Estas ideas pueden ser fugaces o pueden anclarse en nuestra cabeza, lo que es cierto es que suelen ocupar demasiado espacio mental y emocional; generalmente se manifiestan como imágenes, frases o juicios que irrumpen mientras intentamos disfrutar del momento y pueden tanto excitar como distraer, incluso cambiarnos por completo el *mood* o hacer que veamos a la persona que tenemos delante con otros ojos. Que surjan estos pensamientos es algo completamente natural y les ocurre a todas las personas, pero el contenido varía según el género y la historia personal de cada uno.

En mujeres que tienen sexo con hombres, los pensamientos intrusivos más frecuentes incluyen, por ejemplo, las siguientes afirmaciones: «No estamos disfrutando de la misma manera» refleja una sensación de desigualdad o de relación de poder asimétrica y desplaza la atención del propio placer hacia la comparación con el placer del otro. «No tengo ganas de seguir, no voy a satisfacer a mi pareja…» surge de la falta de motivación o de la internalización de la idea de que la responsabilidad sexual recae en nosotras. «Me gustaría que hubiese más cariño y comunicación» evidencia la ausencia de conexión emocional durante el encuentro y actúa como un recordatorio constante de carencias afectivas, como si la atención emocional hacia la otra persona fuese una carretera de sentido único. «No me siento cómoda con mi cuerpo» refleja una baja autoimagen corporal, consecuencia del juicio interno que interiorizamos de las expectativas sociales, que inhiben la entrega y la experiencia sensorial.[16]

Cada uno de estos pensamientos interrumpe el flujo del deseo y desplaza la atención de las sensaciones hacia evaluaciones internas, provocando que la mente abandone el presente y el placer se eclipse. Dicho de otra manera, estás en tu cabeza y no en tu cuerpo.

En hombres cis heterosexuales, los pensamientos intrusivos más habituales están relacionados con la función sexual y el rendimiento. «No duraré lo suficiente, no cumpliré con las expectativas...» refleja ansiedad anticipatoria y pensamientos catastrofistas que bloquean la excitación. «No conseguiré mantener la erección» muestra la preocupación constante por la capacidad física y genera un círculo de autoobservación que dificulta la conexión con las sensaciones. «Ya no estoy en forma como antes» evidencia preocupaciones sobre la edad, la pérdida de atractivo y la capacidad de satisfacer a la pareja, y proyecta al futuro escenarios que alejan de la experiencia inmediata. Al igual que en las mujeres, estos pensamientos interfieren en la receptividad al placer, generando problemas de tensión y autojuicio que pueden derivar en ansiedad sexual y, a la larga, en evitación del sexo.

En términos generales, los pensamientos intrusivos actúan como un mecanismo de huida del presente: mientras intentamos disfrutar, la mente se proyecta hacia escenarios que nos alejan del aquí y ahora, evaluando el desempeño, comparando nuestro placer con el de la pareja o juzgando la apariencia física, lo que impide sentir la excitación de manera plena. Este patrón de distracción constante es uno de los principales obstáculos para la desconexión y el placer; es como si no llegáramos ni a procesar nuestras sensaciones corporales porque hay barreras que les impiden traspasar la piel.

¿Qué hago entonces? Ante todo, entender todos estos mecanismos y saber por qué te ocurren. En segundo lugar, pretendo ofrecer algunas soluciones.

Afortunadamente, existen herramientas efectivas para manejar estos pensamientos obsesivos y reconectar con el placer.

La comunicación con la pareja permite compartir temores, inseguridades y deseos, reduciendo la carga de los juicios internos y creando un espacio de intimidad segura donde los pensamientos intrusivos se moldean tanto que hasta pierden poder.

Por otro lado, antes he hecho referencia a la meditación, también conocida como *mindfulness*: aplicada a la sexualidad ha demostrado mejorar el deseo, la excitación y la concordancia entre la respuesta genital —lo que pasa en el cuerpo— y la subjetiva —lo que pasa en la cabeza—, especialmente en mujeres con dificultades de deseo o excitación.[17] Esta práctica nos entrena para observar los pensamientos sin identificarnos con ellos, aceptando su presencia sin juzgarlos y devolviendo la atención al momento presente y a las sensaciones corporales.

Además, reduce la ansiedad y el autojuicio, permitiéndonos focalizarnos en la experiencia, en la intensidad de la respiración, la temperatura de la piel, el contacto y el movimiento, en lugar de quedar atrapadas en evaluaciones internas que interrumpen el placer. Para entrenarnos en ello, al final de este apartado propongo un ejercicio para que afines tus capacidades de sumergirte en el presente.

Entender que los pensamientos intrusivos son automáticos y universales es el primer paso para desactivarlos. No se trata de eliminarlos, sino de reconocerlos como lo que son: mensajes de nuestra mente que no necesariamente reflejan la realidad del momento ni las creencias que tenemos tan arraigadas. Al aplicar la comunicación consciente con la pareja y las técnicas de *mindfulness* podemos crear un espacio donde los pensamientos intrusivos pierdan su fuerza y el placer deje de depender de la ausencia de distracciones para convertirse en una experiencia plena, centrada en la presencia, en el cuerpo y en la entrega al deseo.

En definitiva, quédate con que los pensamientos intrusivos no son enemigos, sino señales de creencias profundas que atraviesan nuestra sexualidad en un momento de nuestra vida donde, probablemente, sintamos algo de ansiedad o inseguridad.

Aprender a observarlos, comprender su origen y desactivarlos con herramientas como la comunicación y el *mindfulness* nos permite recuperar la libertad para disfrutar del sexo, sentirnos conectadas con nuestro cuerpo y con nuestra pareja y transformar los miedos en oportunidades para explorar el placer sin culpa ni autojuicio.

Ejercicio práctico: Pensar con el cuerpo

El objetivo de este ejercicio es aprender a redireccionar la atención hacia el cuerpo y las sensaciones, en lugar de anclarnos a los pensamientos que invaden nuestra cabeza. Esta habilidad es meditativa, pero a diferencia de otras técnicas, en vez de luchar contra los pensamientos intrusivos y «silenciar la mente», tendrás que decirle a tu cabeza que piense en las sensaciones físicas, con atención plena y no pasiva.

1. Cuando aparezca un pensamiento (autojuicio, ansiedad, comparación, preocupación) no lo reprimas ni intentes quedarte con la mente en blanco. Es el momento ideal para desplazar la atención hacia una sensación física que te conecte con tu cuerpo. Puedes repetirte: «Vale, eso está ahí. Ahora siente el movimiento de su mano en mi muslo».

2. Redirige tu atención a una sensación concreta del cuerpo, por ejemplo: ¿cómo se siente la piel en el lugar exacto donde te tocan? ¿cómo se mueve su cuerpo/lengua/mano...? Ojalá tocase también esta otra parte...

---

3. Usa la mente como una lupa: en vez de intentar dejar de pensar, haz que tu mente investigue una sensación específica, como si fueras un experimento vivo. Recoge datos a través de tus sentidos: necesitarás amplificarlos todo lo que puedas para ser precisx.

4. Si vuelves a desconectarte o a rumiar, no te preocupes, es natural. Tómate un momento para descansar y elige otra sensación para explorar.

Si quieres realizarlo en pareja, sigue las mismas instrucciones y añade lo siguiente:

- Cuando sientas que aparece el pensamiento intrusivo, no lo ocultes: explícale a tu pareja (con una señal o verbalmente) que «te has ido más a la cabeza que al cuerpo».

- Podéis tomaros un momento para abrazaros, beber agua o preguntaros como estáis, si lo necesitáis. No hay prisa: el objetivo es que conectéis con vuestros cuerpos en el presente.

- Por si ayuda, de forma opcional, la pareja podrá estimular una parte de tu cuerpo (espalda, genitales, oreja...) que te ayude a conectar de forma rápida con tus sensaciones desde el placer.

Si te puede ayudar a visualizarlo, imagina tu atención como un ascensor: es totalmente normal y lógico que suba y baje de plantas. Lo que necesitamos es que no se estropee en la planta de arriba. Para ello necesitaremos que descienda cuando se lo pidas o cuando tu pareja le dé al botón de bajar.

Spectatoring effect

Puede que no sepas que se llama *spectatoring effect*, pero estoy (casi) segura de que te ha pasado en algún momento de la vida. Presta atención a lo que viene.

El *spectatoring effect* describe una sensación muy frecuente —aunque muchas veces nos cueste detectarla— en la que dejamos de estar presentes en el encuentro erótico porque nuestra atención se traslada desde las sensaciones hacia un escenario mental en el que nos observamos a nosotras mismas como si fuéramos espectadoras externas de nuestra propia experiencia. Básicamente pasamos a ser observadoras en vez de protagonistas activas del encuentro.

En lugar de sentir lo que ocurre en el cuerpo, de permitir que las caricias, los movimientos o el contacto despierten las ganas, la mente se coloca en el papel de juez, de analista y de tercera persona, y comienza a evaluar cómo se nos estará viendo desde fuera. Literalmente nuestra atención se desplaza al exterior y nos planteamos cosas de este tenor: «¿Si me pongo así se me verá este michelín?» o «¿Se me notará que no me está gustando tanto esto?».

El problema central de este efecto es que desvía la atención de las señales eróticas capaces de encender nuestras ganas, hacia pensamientos irrelevantes o incluso peligrosamente juzgadores, que activan circuitos cognitivos completamente distintos a los que favorecen la excitación y el orgasmo. En la práctica, lo que sucede es que, cuanto más intentamos vigilar, corregir o controlar la experiencia desde la mente con nuestra conducta, menos disponibles estamos para sentir y más riesgo tenemos de experimentar dificultades sexuales de cualquier tipo, que pueden afectar al deseo y al orgasmo.

Siendo más precisa, para que verifiques si te ha pasado y de qué manera se manifiesta esta forma de ansiedad en ti, es importante que sepas que existen dos formas principales de *spectatoring*. La primera es la vergüenza sexual (*sexual embarrassment*), que aparece cuando sentimos que estamos siendo evaluadas o juzgadas negativamente por la pareja. Es esa sensación incómoda de estar expuestas a una mirada crítica, como si todo lo que hacemos estuviera sometido a examen, lo que genera un efecto negativo que nos aleja de la confianza y nos conecta con la inseguridad.

La segunda forma es el autoenfoque sexual (*sexual self-focus*), que consiste en una consciencia excesiva y autocrítica sobre nuestro comportamiento y nuestras respuestas fisiológicas. En este caso, la evaluación no proviene tanto de lo que creemos que la otra persona piensa, sino de nuestra propia mente, que registra y analiza si nuestro cuerpo responde «como debería», si nuestra lubricación, erección, excitación o movimientos son suficientes o correctos, y lo hace de una forma rígida y severa.

En un caso, la mirada imaginaria de la otra persona es la jueza; en el otro, lo es la tuya propia. Ambos tipos de *spectatoring* tienen una consecuencia común: interrumpen los procesos cognitivos y emocionales que sostienen la excitación. Esta no surge de manera aislada en el cuerpo, sino que se construye a partir de la interacción entre estímulos físicos, señales emocionales y respuestas cognitivas que refuerzan el ciclo del placer. Una sincronía de acontecimientos que genera una experiencia expansiva, inmersiva, bella.

Solo cuando la mente se centra en juicios negativos, en un torpe e inevitable exceso de control, esa simultaneidad se interrumpe, y lo que debería sentirse como natural y placentero se convierte en algo forzado, difícil y amargo. Si has entendido qué es el *spectatoring*, porque lo has sentido en tu piel más veces de las que te hubiera gustado, puede que te identifiques con estas circunstancias: «mirar mentalmente» el propio cuerpo y juzgarlo; preguntarse si se está «rindiendo lo suficiente»; pensar en si la pareja se está aburriendo o nos está dedicando demasiado tiempo; anticipar un fracaso en la erección o en la lubricación; dudar sobre si se alcanzará el orgasmo, observar los gestos o sonidos propios desde fuera en lugar de sentirlos y manifestarlos.

Todo ello crea una distancia invisible pero potente entre la persona y su experiencia erótica, una especie de muro a través del cual es imposible disfrutar.

Lo más importante es comprender que este fenómeno no aparece por casualidad, sino que está profundamente ligado a las creencias culturales y personales que arrastramos en torno al sexo. Vivimos en sociedades que han colocado la interpretación, la imagen corporal y la validación externa en el centro de la experiencia sexual, dejando en segundo plano la conexión con las sensaciones y el placer genuino. Como si a través del sexo alimentáramos nuestra autoestima, nos sintiéramos hábiles, útiles, merecedoras de amor, visibles y deseables. Sin sexo —o con una actividad erótica lejos de lo que se espera de nosotras —, ¿en qué lugar quedamos?

Así, no sorprende que tantas personas experimenten el sexo como una evaluación en la que deben «hacerlo bien», en lugar de un espacio íntimo en el que simplemente estar presentes y sentir.

La investigación científica respalda esta visión. Estudios recientes, como el de Wyatt y De Jong,[18] muestran que la ansiedad y la distracción refuerzan la relación entre las preocupaciones sobre la apariencia genital, el *spectatoring* y las disfunciones sexuales. Es decir, cuando alguien está demasiado preocupado por cómo se ve su cuerpo, por la apariencia del pene o la vulva o por el propio estado físico, y además tiende a la ansiedad y a la distracción, es más probable que entre en este modo de autoobservación crítica, lo que a su vez se traduce en más dificultades para excitarse, disfrutar o alcanzar el orgasmo.

Se trata de un círculo vicioso que se retroalimenta rápidamente y se expande a muchas más áreas de nuestra vida: en un santiamén pasamos de pensar si nuestra vulva es «la que debería ser» a dudar de si somos buenas parejas. Y así hasta esferas que nada tienen que ver con el erotismo.

Para empezar a transformar esta dinámica, el primer paso es identificarla, reconocer cuándo estamos centrados en el cuerpo y cuándo nos hemos deslizado hacia la mirada externa, hacia esa posición de espectadoras de nosotras mismas. Una vez identificado el patrón, resulta clave cultivar prácticas que devuelvan la atención al presente y a las sensaciones —el *mindfulness* erótico, por ejemplo, como hemos mencionado con anterioridad—. Asimismo, la comunicación con la pareja permite desactivar los miedos a ser juzgadas y crear un espacio de seguridad en el que mostrarnos vulnerables sin temor.

El objetivo no es eliminar todos los pensamientos o juicios —porque la mente inevitablemente producirá distracciones—, sino impedir que se conviertan en el núcleo de la experiencia.

Miedo

Diferenciar el miedo de la ansiedad en el ámbito de la sexualidad no es solo un matiz teórico, sino una clave práctica para comprender dos emociones complejísimas y también cómo se generan y se mantienen muchos trastornos en la esfera íntima. Aunque ambos comparten vínculos estrechos, su origen, manifestación y consecuencias no son exactamente los mismos, y confundirlos puede invisibilizar lo que realmente está ocurriendo.

El miedo en ámbito sexual suele ser una reacción inmediata ante una amenaza concreta, reconocible y, en muchos casos, situada en el aquí y ahora. Puede surgir ante la posibilidad de ser juzgada por el cuerpo, ante la expectativa de dolor durante la penetración o frente al recuerdo de una experiencia traumática previa. Se trata de un estado agudo, de aparición repentina, que activa intensamente el sistema nervioso (de alarma) del organismo.

La respuesta más común frente al miedo es la evitación: retirarse del encuentro, bloquearse o desconectarse emocionalmente son ejemplos de cómo reaccionamos ante cualquier estímulo que nos produce temor. En víctimas de acoso o abuso este miedo puede convertirse en un reflejo automático, que impide entregarse al placer y que erosiona la confianza en las relaciones íntimas.[19]

La ansiedad sexual, en cambio, no depende tanto de un estímulo puntual como de un estado anticipatorio y difuso que puede prolongarse en el tiempo y extenderse a otros contextos. Se caracteriza por pensamientos repetitivos acerca de un posible fallo, de no estar a la altura o de no responder como «se espera». No aparece necesariamente de golpe, sino que funciona como un telón de fondo que se extiende antes, durante e incluso después de la actividad sexual.

La ansiedad no se limita a una reacción fisiológica intensa, como un latigazo, sino que se sostiene en un patrón cognitivo que comprende pensamientos obsesivos —también denominados rumiaciones—, autoobservación excesiva, comparaciones internas y autocrítica constante. Es lo que Byers y otros autores describen como una sensibilidad extrema al juicio y a la ansiedad sexual, capaz de reducir la frecuencia de los encuentros y de deteriorar la función sexual global.[20]

Ambas experiencias tienen consecuencias psicológicas claras, pero con matices distintos. El miedo genera picos de angustia que paralizan y bloquean, mientras que la ansiedad alimenta estados prolongados de depresión, insatisfacción y autocrítica. El miedo se asocia más al recuerdo o a la vivencia de una amenaza concreta; la ansiedad, a la construcción mental de escenarios futuros cargados de fallo o rechazo. En términos emocionales, el miedo es un sobresalto; la ansiedad, un murmullo persistente.

En lo social, las diferencias también son visibles. El miedo sexual suele provocar evitación de situaciones específicas: un encuentro con determinada persona, una práctica concreta, el inicio de una relación, etc. La ansiedad, en cambio, lleva con frecuencia a un aislamiento más generalizado, marcado por la sensación de no estar preparadx o de no ser suficiente, lo que desgasta la autoestima y dificulta mantener una comunicación abierta con la pareja sexual. En contextos culturales conservadores, donde la sexualidad está cargada de normas restrictivas, el miedo aparece como respuesta al mandato moral («si hago esto, estaré haciendo algo malo»), mientras que la ansiedad se manifiesta como una vigilancia constante («seguro que no lo haré bien», «me juzgarán»).[21]

Las repercusiones en la vida sexual son profundas en ambos casos, ya que tanto el miedo como la ansiedad interfieren con la excitación, reducen el deseo y aumentan la probabilidad de experimentar disfunciones como dolor, anorgasmia o falta de lubricación. Sin embargo, el miedo actúa más como un bloqueo situacional y repentino, mientras que la ansiedad genera un desgaste más crónico, socavando poco a poco el bienestar sexual y emocional.

La intervención terapéutica también cambia según se trate de miedo o ansiedad, por eso es crucial entender cuándo se manifiesta una u otra. El miedo requiere trabajar la seguridad y reconstruir la confianza en entornos de intimidad seguros, a menudo mediante exposición gradual y estrategias de regulación emocional. La ansiedad, por su parte, necesita, sobre todo, herramientas cognitivas y atencionales: aprender a detener la rumiación, flexibilizar creencias sexuales negativas y redirigir la atención hacia las sensaciones y el placer en lugar de hacia el juicio interno. En ambos casos, el acompañamiento psicológico y sexológico puede ser decisivo, pero identificar de qué se trata es el primer paso para diseñar un abordaje realmente eficaz en tiempos reducidos.

En definitiva, tanto el miedo como la ansiedad sexual son experiencias que minan el bienestar íntimo, incluso el del vínculo, generando sobre todo confusión en la persona que los sufre.

Si te ves reflejadx en algunas de estas experiencias —y en cualquier otra que expongo en este libro— y no sabes cómo salir de ahí, aprovecha estas señales para escucharte y acudir a especialistas de la salud sexual y mental.

Ejercicio práctico: ¿Es miedo o ansiedad sexual?

Diferenciar si la activación física y emocional proviene del miedo o de la ansiedad sexual te ayudará a entender qué estás sintiendo, en respuesta a qué y cómo gestionarlo mejor. Para analizar mejor estas experiencias después de un encuentro erótico, apunta los siguientes puntos (cuanto más detalle, mejor):

1. Describe la situación: ¿qué estaba pasando justo antes de sentir nervios o bloqueo?

2. Sensaciones físicas: anota lo que percibes en tu cuerpo (por ejemplo, corazón acelerado, tensión muscular, respiración rápida, sudor).
3. Pensamientos presentes: ¿estoy concentradx en un peligro real que ocurre ahora? ¿Estoy anticipando problemas, fallos o juicios que creo que van a ocurrir? Esto puede ayudar a guiarte:
   • Si los pensamientos giran en torno a un peligro inmediato es probable que estés actuando desde el miedo.
   • Si los pensamientos anticipan temores, errores o evaluaciones, puede que estés experimentando ansiedad sexual y reproduciendo creencias catastrofistas en tu cabeza.

Puede que una sea consecuencia o causa de la otra y que se presenten a la vez, por eso es interesante que detalles cuanto más sea posible.

Distracción

Seguro que te distraes a menudo; en según qué contexto te lo puedes permitir y hasta disfrutar. Probablemente no sea cuando tienes que entregar un Excel con la urgencia que solo un directivo en apuros sabe transmitir. En el sexo, aún menos.

Cuando hablamos de la distracción sexual, sobre todo en mujeres y cuerpos con vulva, no nos referimos únicamente a un problema de «falta de concentración» durante las relaciones íntimas, sino a un entramado complejo de factores psicológicos que desvían la atención de los estímulos eróticos y minan la capacidad de disfrutar del encuentro. Estas distracciones, lejos de ser superficiales, tienen raíces cognitivas, emocionales y relacionales, y actúan como barreras invisibles que interfieren tanto en la excitación fisiológica como en la vivencia subjetiva del placer. Como hemos ya anticipado en otras páginas, literalmente nos desconectan de cualquier estímulo placentero, bien venga de nuestra cabeza, bien desde fuera.

Uno de los mecanismos más estudiados es la distracción cognitiva, es decir, la irrupción de pensamientos intrusivos, preocupaciones o autorreproches en pleno encuentro sexual. Imágenes de tareas pendientes, dudas sobre el propio desempeño, inseguridades sobre la reacción de la pareja o incluso pensamientos tan triviales como la lista de la compra pueden aparecer en medio del momento erótico y cortar la excitación de raíz.

Lo que es interesante entender es que numerosas investigaciones muestran que las mujeres que reportan altos niveles de distracción cognitiva tienden a experimentar menor autoestima sexual, menos satisfacción general y una mayor tendencia a fingir orgasmos para «cumplir» con las expectativas de la relación.[22] ¿Adivinas qué provoca fingir, a corto y largo plazo? No solo nos distancia aún más de nuestro disfrute y de nuestra pareja sexual, sino que también construye un diálogo interno cada vez más severo, que insinúa inseguridad y culpa, aumentando la distancia entre la experiencia vivida y la expresada.

Es como cuando te invitan a una cena y la comida no te gusta nada, pero te sientes en la obligación de decir que te encanta y, a la siguiente vez, más de lo mismo, en un bucle cada vez menos honesto y más construido. Y que, para más inri, favorece que en ocasiones sucesivas te sirvan ese plato que tanto te disgusta.

Además, los estudios de variables fisiológicas —lo que ocurre literalmente en nuestro cuerpo cuando nos exponemos al placer— confirman que la distracción reduce de manera significativa la respuesta genital y la activación subjetiva.[23] Dicho de otro modo: cuando la mente se aleja del presente erótico, el cuerpo lo sigue y se va a otro lugar que no es la cama. La atención dividida impide que los estímulos sensoriales alcancen todo su potencial, disminuyendo la intensidad de la excitación y, en consecuencia, la probabilidad de alcanzar el orgasmo. Y este proceso no es solo mental, es un interruptor que apaga también lo físico.

A esto se suman factores emocionales y psicológicos que multiplican el efecto de la distracción. Muchas mujeres llegan al encuentro con incomodidad hacia su propio cuerpo, con vergüenza sobre determinadas zonas, con miedo a «no dar la talla» o con la sensación de no tener suficiente conexión emocional con la pareja. Estas emociones, lejos de desaparecer durante el sexo, se amplifican, generando un bucle en el que la autoobservación y el malestar bloquean la excitación. Sentirse insegura o desconectada emocionalmente no solo inhibe la respuesta sexual inmediata, sino que va erosionando progresivamente la confianza en la propia capacidad de disfrutar.[24]

Esto es importante que lo entiendas antes de seguir leyendo: el sexo no es solo sexo. Es un espacio donde tu seguridad emocional se siente vulnerable (y tal vez vulnerada). Por eso necesitamos protegernos y actuamos a través de estrategias un poco torpes, pero nobles y entrañables, que nos aseguren estabilidad emocional y un escudo ante amenazas: el control y la hipervigilancia. Así que cuando tengas relaciones, date cuenta de qué estás protegiendo, en lugar de juzgar tu escasa habilidad por dejarte llevar.

Por otro lado, la psicología del deseo también muestra cómo el miedo a las relaciones sexuales —del cual acabamos de hablar— o las actitudes negativas hacia la sexualidad actúan como frenos potentes. Mujeres que perciben la sexualidad con temor o desconfianza, que crecieron bajo discursos punitivos o que desarrollaron un autoconcepto sexual negativo tienden a mostrar menos excitación y menos satisfacción global. En contraste, una visión positiva y afirmativa de la propia sexualidad, algo que en sexología llamamos «erotofilia», se asocia con un mejor funcionamiento sexual, una mayor apertura al juego erótico y una capacidad orgásmica más elevada.[25]

En este sentido, la autopercepción sexual emerge como un núcleo central para desatascar la distracción y construir una relación más sana con la sexualidad: creer en el propio valor erótico, sentirse motivadx y en derecho de disfrutar, cultivar una autoimagen positiva y libre de juicios marca la diferencia entre una vida sexual rica y una definida por la desconexión. Fíjate en que, cuando internalizamos un discurso negativo, la distracción no es ocasional, sino estructural: no se trata de que un pensamiento puntual interrumpa el flujo del placer, sino de que toda la experiencia se viva bajo el peso de creencias limitantes que bloquean la entrega al presente.

Es exactamente lo mismo que pasa con la autoestima si hablamos desde el prisma de la estética: si has internalizado que no puedes aceptarte ni estar a gusto contigo mismx si tu cuerpo no cumple con la belleza canónica, es más probable que vivas una vida insatisfactoria, vinculada a la idea de no ser suficiente, y que delegues tu autovalor al juicio de las personas a tu alrededor.

La distracción sexual, por tanto, no puede entenderse como un simple problema de atención —que también—, sino que responde a un entramado biopsicosocial en el que lo cognitivo, lo emocional, lo relacional y lo cultural se entrelazan.

Abordarla requiere una mirada integral que vaya más allá de la técnica o de la fisiología: se trata de trabajar en la reconstrucción de la autoimagen, en la desactivación de la vergüenza, en la gestión de los pensamientos intrusivos y en la construcción de vínculos eróticos más seguros y cómodos. Solo con un enfoque que combine cuerpo, mente y contexto es posible devolver a la persona la posibilidad de experimentar la sexualidad con presencia y placer.

Culpa sexual

En ocasiones hay sensaciones difíciles de nombrar, y lo más probable es que las confundamos con otras. Es el caso a menudo de la culpa sexual, una respuesta emocional compleja y acompañada de sentimientos de vergüenza, ansiedad o malestar asociados a la propia conducta sexual que suele surgir cuando existe un conflicto entre nuestros valores personales y nuestras acciones sexuales, y que está fuertemente influida por factores culturales, religiosos y sociales.

La culpa no es una emoción aislada —en ningún caso lo es—, sino un mecanismo que puede afectar de manera significativa a la satisfacción sexual, las actitudes hacia el sexo y la conducta sexual en general.

Uno de los factores más potentes que generan culpa sexual son los mensajes moralizantes sobre la sexualidad recibidos durante la infancia, lo cual, dependiendo de la cultura, incluye promover la abstinencia, la glorificación de la «virginidad» y la transmisión de ideas de que el deseo o la conducta sexual son peligrosos o inmorales. Y, es de esperar que, cuanta más temprana sea la edad a la cual nos exponemos a estos mensajes, tanto mayor será la culpa percibida en nuestras experiencias sexoafectivas adultas. Básicamente, cuanto más rígidos o negativos fueron estos mensajes en la infancia, más probable es que la persona desarrolle creencias internalizadas sobre la necesidad de controlarse o sentirse avergonzada por experimentar placer.[26]

Este tipo de programación temprana actúa como una especie de «freno invisible» que condiciona la forma en que vivimos la sexualidad, afectando desde la apertura a explorar nuevas experiencias hasta la capacidad de disfrutar plenamente de los encuentros sexuales; en el sexo también se refleja la arquitectura ideológica cristiana que sostiene las sociedades occidentales.

Durante la adolescencia, la culpa se intensifica por el choque entre la educación sexual conservadora, especialmente la religiosa, y la aparición de la consciencia erótica. Es más frecuente experimentar miedo o vergüenza en la juventud por no estar suficientemente alfabetizadas en el deseo ni concienciadas sobre cómo encajarlo en una cultura que reprime y juzga, especialmente si tienes vulva o te socializas como mujer. Así, este conflicto moral actúa como barrera para el disfrute y la autoexploración. La socialización punitiva de la sexualidad, que castiga cualquier expresión de placer o tan solo la curiosidad, impide conversaciones abiertas sobre el sexo y genera asociaciones duraderas entre deseo y sentimiento de culpa.[27]

A pesar de que la culpa se percibe generalmente como algo negativo, también puede cumplir una función adaptativa: nos ayuda a alinear nuestro comportamiento con valores personales o culturales y a tomar decisiones más revisadas y conscientes sobre nuestra vida sexual. Sin embargo, cuando esta se vuelve excesiva o rígida, se convierte en un freno para la intimidad, generando evitación, ansiedad y dificultades para comunicar deseos y necesidades. La consecuencia es un impacto directo en la calidad de las relaciones eróticas y afectivas, y un riesgo mayor de insatisfacción y desconexión con la pareja.

Comprender la naturaleza multifacética de la culpa es esencial tanto a nivel individual como social, ya que nos ayuda a desarrollar programas de educación sexual y de salud que vayan más allá de la información sobre anatomía o anticoncepción, para aportar una mirada más realista y amable de la sexualidad, sin un sesgo demasiado estricto y rígido.

En conclusión, la culpa sexual surge de un entramado complejo de mensajes negativos, normas culturales, educación religiosa y conflictos morales personales. Su impacto se refleja en la disminución de la satisfacción sexual, la aparición de la evitación y la ansiedad, y la interferencia con la conexión afectiva en la pareja. Reconocer su existencia, comprender sus orígenes y aprender a gestionarla permite transformar la culpa de un obstáculo limitante a una oportunidad de reflexión consciente, de autocompasión y disfrute auténtico del placer sexual, tanto a solas como en pareja.

Vergüenza

Otro de los sentimientos que consideramos un tanto enigmático es la vergüenza: se percibe, pero no con tanta vehemencia como el miedo. Es una emoción más discreta, que nos pone ante la duda y en evidencia a la vez. ¿Habré hecho el ridículo?

Como muchas otras experiencias, la vergüenza es tan universal como habitual, especialmente si la vinculamos con las relaciones íntimas. Frecuentemente actúa como una sombra silenciosa en la vida de muchas personas (probablemente en algún momento de la tuya también).

No se trata simplemente de sentir pudor, sino de una sensación más profunda y molesta que mezcla humillación, autojuicio y miedo al rechazo, también social. Esta emoción, que hunde sus raíces en normas sociales, experiencias personales y factores psicológicos, puede convertirse en una barrera para la salud emocional y sexual, en general. A diferencia de la culpa, que suele estar más vinculada con la sensación de haber hecho algo «mal», la vergüenza sexual toca directamente la identidad: no es solo «he hecho algo inoportuno», sino «soy inadecuadx, sucix, defectuosx por desear o practicar esto». No habla de lo que has hecho, sino de quién eres, y no precisamente de la forma más amigable.

Las normas socioculturales, igual que muchísimas otras vivencias emocionales, son un terreno fértil para sembrar la vergüenza, cultivarla y recogerla en la adultez. En muchas culturas, incluidas sociedades del este y del sudeste asiático, como la china o la indonesia, los discursos conservadores sobre el sexo y la falta de espacios de conversación abierta generan un caldo de cultivo para que el deseo se viva bajo sospecha.[28] La censura de la masturbación o la asociación entre sexo y pecado impregnan creencias que promueven la cultura de la «virginidad» hasta el vínculo matrimonial y dan lugar a generaciones que sienten que disfrutar de su sexualidad es algo que genera más disonancias que placer.

¿Cuántas veces has sentido vergüenza tras referirte a tus relaciones sexuales? ¿Cuántas por proponer una práctica? ¿O, sencillamente, por decir que algo que se esperaba de ti sexualmente no era algo que en realidad deseases hacer?

Pero no todo es cultural, porque como acabas de deducir por las preguntas, las experiencias personales tienen también un papel central. Las personas con historias incómodas, emocionalmente controvertidas o, directamente, de trauma —especialmente aquellas que han vivido abusos sexuales en edades tempranas— suelen presentar niveles más altos de vergüenza sexual. En estos casos se convierte en un mediador entre el pasado traumático y las dificultades sexuales en el presente, bloqueando la capacidad de confiar, entregarse o disfrutar, y generando un estado de hipervigilancia y de alerta.[29] La vergüenza, a veces, y más en estos casos, no solo se proyecta sobre el cuerpo y el placer, sino que está teñida de miedo y una sensación persistente de vulnerabilidad.

En el plano de los factores psicológicos, el abanico de causas que generan vergüenza es muy amplio: desde la autoimagen corporal, los esquemas sexuales y los procesos emocionales, hasta la comparación con las expectativas que creemos que la pareja sexual nos atribuye, y un largo etcétera. Una persona que se percibe con un cuerpo «inadecuado» o que internaliza creencias rígidas sobre lo que «debería» ser el sexo puede entrar en un bucle de juicio interno —hemos hablado de pensamientos intrusivos en párrafos anteriores—, donde la vergüenza se activa cada vez que aparece el deseo, anticipando una experiencia emocionalmente desgastadora y acabando por preferir no mantener relaciones sexuales o, en todo caso, involucrarse de forma mecánica y complaciente.[30]

Como es de esperar, cuando sientes vergüenza no solo la vives en tu piel y en tu cabeza, sino que también se refleja en la respuesta sexual; de hecho, es probable que mientras estás gestionando una de las sensaciones más incómodas de la paleta emocional, te cueste sentir deseo, excitación e incluso tener un orgasmo. Por no mencionar que a todo esto se suele añadir una buena dosis de dolor en los genitales o en la zona anal, si tienes vulva, sobre todo.[31] En el terreno erótico la vergüenza actúa tanto como un factor causal como de mantenimiento de estas dificultades: bloquea la conexión con las sensaciones, aumenta la tensión muscular y activa pensamientos automáticos que interrumpen el flujo natural de la respuesta sexual. Su impacto no se limita al plano individual, ya que también erosiona los vínculos afectivos si no se maneja adecuadamente. Puede minar la autoestima, alterar la percepción que tenemos de la pareja y generar dinámicas de evitación, conflictos y distancia afectiva.

Si sientes vergüenza, que sepas que no eres un bicho raro, a pesar de que estemos en una sociedad hipersexualizada: no es un fenómeno aislado, sino un entramado que conecta la cultura, la historia personal y los procesos psicológicos de cada unx.

Heridas emocionales

Antes de hablar de las heridas emocionales y su relación con la sexualidad, es indispensable entender qué son exactamente. Cuando en psicología nos referimos a heridas emocionales, definimos un daño psicológico profundo, originado por experiencias que afectan la percepción de unx mismx, de lxs demás y del mundo, dejando secuelas en la manera de sentir, pensar y relacionarse a largo plazo —incluso para toda la vida, si no se resignifican a lo largo de la existencia, por ejemplo acudiendo a terapia—. Estas heridas no siempre provienen de eventos traumáticos extremos; de hecho, la mayoría surge de experiencias cotidianas de abandono, crítica, rechazo, invalidación emocional o de relaciones interpersonales disfuncionales que generan inseguridad, miedo, baja autoestima o dificultad para confiar.

En esencia, se trata de un patrón de dolor psicológico internalizado que influye en la conducta, las emociones y, en muchos casos, en la capacidad de establecer vínculos íntimos seguros y disfrutar de la sexualidad, aunque no implique necesariamente trauma sexual directo. Sus manifestaciones en la esfera erótica suelen presentarse a través de la inseguridad a la hora de mantener relaciones íntimas o a abrirse emocionalmente en un entorno erótico, dificultades para regular emociones, apuro para establecer límites o resistencia a la vulnerabilidad, entre otras.

Las heridas emocionales, por tanto, son raíces en nuestra historia a las que nos hemos adaptado en el presente y que en algún momento de nuestra vida nos impiden relajarnos y disfrutar.

A menudo pensamos en trauma y sexualidad únicamente en términos de violencia o abuso, pero la realidad es más compleja: hay heridas que no provienen de contextos sexuales, sino de una constelación de vivencias cotidianas, momentos de la infancia marcados por la falta de afecto, parejas donde se instaló la crítica o entornos familiares donde nunca hubo espacio para expresar lo que se sentía.

Estas cicatrices invisibles, aunque menos explícitas que un trauma sexual, pueden limitar de forma intensa la conexión erótica y el bienestar íntimo, incluso en tu día a día actual. ¿Crees que es rizar demasiado el rizo? Ahora verás cómo las experiencias de tu niñez tienen un impacto enorme en tu forma de relacionarte en la intimidad.

Uno de los núcleos más determinantes de nuestras heridas emocionales está en la historia de apego. Crecer en un entorno donde el afecto fue intermitente, distante o condicionado genera inseguridad en la adultez. Ese niño o niña que nunca supo si podía contar con el cariño de sus cuidadores se convierte en un adulto que duda de la estabilidad del vínculo, también en lo sexual.

Así, el encuentro íntimo deja de vivirse como un espacio de entrega mutua y pasa a ser una especie de campo de pruebas donde surge la duda: ¿me querrá de verdad? ¿Soy lo suficientemente buena para que se quede conmigo? Este trasfondo emocional dificulta la relajación y la confianza, porque el cuerpo está ocupado en vigilar y en anticipar la pérdida. La sexualidad, en lugar de ser un refugio de placer, se convierte en un lugar donde se reactiva la vieja herida de la inseguridad.

Otra herida común —demasiado común— proviene de la crítica y la invalidación emocional durante la infancia. Crecer escuchando mensajes que cuestionan la valía personal, desde la apariencia física hasta la inteligencia o la capacidad de ser querida, deja huellas extremadamente profundas que se manifiestan más tarde en el vínculo sexoafectivo. Tus relaciones se transforman en un juicio permanente.

Estas personas suelen arrastrar una autoimagen deteriorada, con la sensación persistente de que «algo está mal en mí»; es lo que han registrado cual verdad absoluta, ya que quien las sentenciaban eran figuras emocionalmente importantes en su desarrollo. A nivel sexual, esto se traduce en dificultades para dejarse llevar, hipervigilancia del propio cuerpo, temor al rechazo y, con frecuencia, tendencia a fingir excitación o placer por miedo a ser juzgadas. El placer, en este caso, queda relegado a un segundo plano frente al imperativo de complacer o de «estar a la altura».

Pero no todo tiene origen en la infancia: las relaciones disfuncionales adultas también generan lesiones dolorosas, incluso cuando no existe violencia física. Muchas personas han pasado por vínculos donde el desprecio, la manipulación o el control eran parte del día a día y se han sentido atrapadas en ellos, en una espiral adictiva. Aunque estas dinámicas no siempre se reconocen como traumáticas, lo son y desgastan la confianza en el propio juicio y, en consecuencia, en el derecho a desear.

Es frecuente que, tras experiencias de este tipo, la persona se haya acostumbrado a minimizar sus necesidades, priorizando las de la pareja, con la intención de mantener un equilibrio que pueda aportar lo más parecido a un estado de calma en el vínculo. En la cama, esto se traduce en la repetición del sacrificio: sexo complaciente, orgasmos fingidos, deseo y consentimiento ausentes y placer convertido en algo absolutamente accidental y opcional.

Las heridas que se generan en la esfera adulta en las relaciones entre pares se perpetúan precisamente porque se normalizan y, para soportar el dolor que acarrean, se justifican: «mi placer no importa» es solo una de los miles de conclusiones que sacamos de estas vivencias.

Ahora bien, no todas las heridas emocionales conducen inevitablemente al bloqueo permanente, sino que podemos resignificarlas y vivirlas desde roles más sanos. La literatura científica nos dice que la gestión de las emociones en los conflictos de pareja es un factor clave para el bienestar sexual a largo plazo.[32] Esto significa que, incluso con cicatrices previas, el modo en que aprendemos a regularnos y comunicar lo que sentimos puede marcar la diferencia entre reproducir el dolor o transformarlo en una nueva enseñanza. Cuando se abren espacios para hablar, validar y negociar en la pareja, las viejas heridas pierden fuerza, porque dejan de ser las únicas verdades que conocemos y que dictan quiénes somos y qué merecemos.

De hecho, muchas personas descubren que destapar y comprender estas heridas puede convertirse en un motor de crecimiento, sobre todo si lo hacen a través de procesos terapéuticos. Reconocer la inseguridad, afrontar la autoimagen deteriorada y cuestionar la norma son pasos que no solo mejoran la vida sexual, sino que reconfiguran la relación con unx mismx, regalándonos la oportunidad de ver la vida con nuevos ojos.

Imperativo orgásmico

Después de la culpa y la vergüenza, hay otra experiencia menos conocida, más sofisticada (y un poco insoportable), que también puede minar tu placer: el imperativo orgásmico. Este concepto, que ya he apuntado anteriormente, hace referencia a la expectativa social de que todo encuentro sexual debe culminar con un orgasmo y, más aún, que este es la medida definitiva del éxito de la relación sexual.

Dicho de otra forma: el imperativo orgásmico es esa presión impuesta o autoimpuesta por alcanzar el clímax en todo encuentro erótico; de lo contrario, la relación íntima se percibe como incompleta, y nosotras, incapaces de sentir placer y complacer las expectativas de la otra persona.

Viéndolo con más perspectiva, consiste en una presión mucho más que individual, de carácter cultural, que se ha intensificado especialmente en el caso de las mujeres —sobre todo en contextos heterosexuales—, como si la liberación sexual femenina tuviera que demostrarse también a través de su capacidad de llegar al clímax en cada encuentro.

Lo que a primera vista pudiera parecer un avance, o sea, el reconocimiento de la importancia del placer femenino, se convierte en la práctica en una nueva forma de exigencia y control en el entorno que supuestamente debería ser de los más libres de nuestra vida: el sexo.

Una de las primeras consecuencias de este imperativo es la exigencia sobre el rendimiento sexual. Bajo esta mirada, un encuentro sin orgasmo se percibe como un fracaso, tanto para quien no lo alcanza como para la pareja que participa del encuentro y que —erróneamente— siente su ego recompensado en el caso de que facilite la llegada del orgasmo.

Esta lógica transforma un espacio íntimo de conexión, exploración y disfrute en una prueba que hay que superar. En lugar de abrir la experiencia al juego, a la comunicación o a la experimentación con diferentes formas de placer, se estrecha el horizonte: el orgasmo se convierte en meta obligatoria, y todo lo demás se percibe como secundario o insuficiente, haya sido o no increíblemente divertido y satisfactorio el encuentro.[33]

En las mujeres, especialmente cisgénero, esta presión puede provocar un doble efecto: por un lado, el falso alivio de estar incluidas en la narrativa del placer, ya que durante décadas el orgasmo «femenino» fue invisibilizado en los discursos sexuales dominantes —que hoy se hable de él como algo importante representa un avance significativo que tenemos que celebrar y reivindicar—.

Pero, por otro lado, esta misma visibilización se convierte en un arma de doble filo, porque patologiza la ausencia de orgasmo, generando angustia y autojuicio, con pensamientos de este cariz: «Si no llego, si tardo demasiado, si mi pareja se cansa de estimularme... entonces algo falla en mí. Y a la larga es más probable que mi pareja se aleje de mí y busque eso en otra persona» —spoiler: este es el verdadero miedo que la mayoría de las veces veo en consulta; no tanto la dificultad para alcanzar el orgasmo, sino la sensación de fallo hacia otra persona—.

El placer queda así atrapado en un esquema rígido de éxito o fracaso, no hay vía intermedia.

El imperativo del orgasmo, más allá de entorpecer algo tan intenso y bello como el sexo, también alimenta los guiones sexuales falocéntricos. Sobre todo en los contextos heterosexuales, el orgasmo «masculino» suele seguir siendo la referencia principal: se espera que marque el final del encuentro y se asume que la función de la mujer es alcanzarlo en paralelo, casi como un reflejo. Si supieras las veces que escucho en consulta la frustración que genera no alcanzar el orgasmo de forma simultánea, probablemente te sorprendería —o quizás no—.

Este marco perpetúa la disparidad en las tasas de orgasmo entre mujeres que tienen sexo con hombres y aquellas que tienen sexo con mujeres. La famosa brecha del orgasmo de la que hemos hablado anteriormente (el *orgasm gap*) muestra que las mujeres en relaciones heterosexuales reportan significativamente menos orgasmos que en aquellas relaciones con otras mujeres; un dato que revela cómo los guiones centrados en la penetración y en la eyaculación del pene limitan las posibilidades del placer.[34]

¿Entonces —te preguntarás— la dificultad para alcanzar el orgasmo es de origen totalmente cultural?

En términos clínicos, la llamada disfunción orgásmica es uno de los problemas más reportados en la consulta sexológica. Se estima que entre un 16 y un 28 por ciento de las mujeres en países occidentales experimentan dificultades para alcanzar el orgasmo, y que en algunos países asiáticos esta cifra puede llegar hasta un 46 por ciento.[35] Estas magnitudes ponen de manifiesto que no se trata de una minoría, sino de una realidad compartida por un número enorme de mujeres.

Contestando a tu pregunta, las causas son múltiples y complejas y el factor cultural es solo uno de las más importantes y desencadenantes, al cual se suman otros. Factores fisiológicos, como alteraciones hormonales o neurológicas; factores relacionales, como la falta de comunicación o de intimidad emocional; y factores psicológicos, como la ansiedad, los pensamientos intrusivos o, precisamente, la presión del imperativo orgásmico conducen a que en consulta haya cada vez más personas frustradas por no alcanzar el clímax —por lo menos en pareja, a solas suele ser diferente—.

Esta multiplicidad de causas hace que muchas veces la solución no sea únicamente «entrenar el cuerpo», sino también revisar las creencias, las expectativas y los guiones culturales que pesan sobre la experiencia sexual.

Uno de los efectos más invisibles del imperativo del orgasmo es que estrecha muchísimo la definición de lo que significa el placer sexual. Cuando todo gira en torno al clímax y nos volvemos más «orgasmocéntricas», se deja de lado la riqueza de otras formas de disfrute: las caricias, los besos prolongados, la excitación erótica compartida, la intimidad emocional, la ternura o la risa. Reducimos toda la experiencia erótica a unos segundos que dependen de un reflejo cuya aparición es tan frágil y está condicionada por tantos factores, que el sexo acaba siendo algo más angustiante que apetecible.

Tenemos demasiado asumida la creencia de que la satisfacción sexual pasa por el orgasmo, sin tomar en consideración que los encuentros sin clímax pueden ser profundamente placenteros, nutritivos y significativos emocionalmente. Pregúntate: ¿cuál fue el encuentro sexual que recuerdas más positivamente? ¿Por qué lo rememoras así? ¿Hubo orgasmo? Y, si es así, ¿lo recuerdas positivamente exclusivamente por su orgasmo?

Voces críticas dentro de la sexología y de los estudios de género han señalado esta limitación. Algunas autoras proponen que contemplar el placer más allá del orgasmo es un acto liberador, porque nos permite cuestionar los guiones rígidos y abrirnos a experiencias más diversas. El placer, dicen, puede existir independientemente del orgasmo; y reducir la sexualidad a la consecución de un clímax es negar gran parte de lo que la relación erótica puede ofrecer.[36] Tómate unos días, semanas o meses para reflexionar. Este libro tiene este propósito, cambiar tu forma de entender la sexualidad a medida que evolucionas tú mismx.

El ciclo de la exigencia y la frustración

Como habrás deducido, el imperativo orgásmico genera con frecuencia un ciclo de ansiedad y frustración que nos atrapa y se cronifica. La persona se aproxima al encuentro con la expectativa de que debe llegar al orgasmo, empieza a monitorizar sus sensaciones, se juzga si no alcanza un nivel suficiente de excitación, y esta autoobservación interrumpe el proceso de relajación, indispensable para sentir placer y alcanzar el tan perseguido clímax.

El resultado es que el orgasmo se vuelve aún más esquivo, lo que alimenta la creencia de que hay un problema y refuerza la presión para la próxima vez. Es un ciclo muy similar al de la ansiedad anticipatoria o el *spectatoring*, en los que hemos profundizado en páginas anteriores, pero con el orgasmo como núcleo del conflicto.

Este ciclo puede tener consecuencias en la pareja, más allá del individuo: la persona que no llega al clímax puede sentir que decepciona, mientras que la otra parte puede experimentar frustración o también sentirse responsable del «fracaso». En muchos casos, para evitar la incomodidad, algunas personas recurren a fingir el orgasmo, lo que mantiene la apariencia de «éxito» en el encuentro, pero oculta la realidad de la experiencia.

Fingir se convierte en una estrategia de supervivencia frente a la presión cultural, aunque a largo plazo refuerza la desconexión con el placer genuino y genera otro círculo vicioso del cuál es aun más bochornoso salir. Si te ha pasado, sabes de lo que hablo.

Por lo tanto, para salir de estos bucles incómodos —e innecesarios—, desde la práctica clínica es indispensable reconocer el impacto del imperativo del orgasmo en la persona y en la pareja, para ofrecer un acompañamiento sexológico efectivo y, posiblemente, breve. Muchas mujeres, por no decir casi todas, que consultan por anorgasmia no tienen una disfunción fisiológica, sino que están atrapadas en un entramado de expectativas sociales, autoexigencias y creencias sobre lo que «debería» ocurrir.

En estos casos la intervención pasa por desmontar creencias, sobre todo la idea de que el orgasmo es la única medida válida del placer, ampliar el mapa erótico y trabajar en la comunicación con la pareja.

En la esfera social, cuestionar el imperativo del orgasmo es también cuestionar los guiones sexuales dominantes. Si seguimos reforzando la idea de que el sexo «vale» solo cuando culmina en clímax, perpetuamos un modelo falocéntrico y reduccionista de la intimidad. En cambio, si abrimos el campo a narrativas más inclusivas, donde el placer se conciba de manera diversa y más libre, damos un paso hacia una sexualidad más creativa y con muchas más posibilidades, menos opresiva y acorde con las experiencias reales de las personas.

¡Ojo! Superar el imperativo del orgasmo no significa negar su importancia. El orgasmo es, sin duda, una de las expresiones más intensas y satisfactorias del placer sexual. Lo que se cuestiona es su elevación a norma absoluta, su conversión en requisito imprescindible. Se trata, más bien, de rescatar la diversidad de las experiencias sexuales de legitimar el valor de la relación incluso cuando no hay clímax de recordar que la satisfacción erótica puede medirse en conexión, ternura, juego, descubrimiento y no solo en contracciones musculares y descargas neuroquímicas.

En este sentido, el trabajo terapéutico y educativo tiene un papel crucial: ayudar a que las personas reconozcan y validen la riqueza de su experiencia sexual más allá de los estándares culturales. Esto implica cultivar la curiosidad, abrir espacios de diálogo con la pareja y, sobre todo, aprender a escucharse a una misma sin la voz de la exigencia.

Ejercicio práctico: Prohibición del orgasmo

El siguiente ejercicio está diseñado para romper la obligación de llegar al orgasmo, ayudándote a reconectar con las sensaciones y el placer corporal sin expectativas. La práctica gradual de esta técnica te permitirá disociar la excitación sexual de la ansiedad por rendimiento, aumentar la atención en el cuerpo y disfrutar de la intimidad de manera más relajada.

1. Decide con tu pareja sexual que en un encuentro que estipuléis no habrá orgasmo (para ti o para ambxs). El objetivo de ese momento íntimo no es culminar con un clímax, sino excitarse y explorar sensaciones, sin más meta que eso.

2. Exploración sensorial:
   • Tocad cualquier parte del cuerpo que resulte placentera, incluyendo zonas erógenas, pero sin presión por excitarse.
   • El foco está en notar texturas, calor, presión y cosquilleo, no en llegar necesariamente a los genitales; podéis recrearos en cualquier zona que os proporcione placer.

3. Control de la excitación: si aparece deseo intenso o señal de orgasmo, interrumpid la estimulación o cambiad a zonas del cuerpo que no os exciten tanto.

4. Observación y registro (opcional): al terminar, anotad sensaciones físicas, emociones y pensamientos. Reflexionad sobre cómo el cuerpo responde cuando el orgasmo no es el objetivo.

Disforia genital: la vulva Barbie y el *penis shaming*

A veces la desconexión no viene de nuestra cabeza y de las creencias que la habitan, sino de nuestro cuerpo, más concretamente de nuestros genitales. La manera en que percibimos, sentimos y valoramos nuestros órganos sexuales puede cambiar el rumbo de nuestra historia erótica, generando una colección de recuerdos amargos sobre nuestra vida sexual.

Cuando existe insatisfacción, rechazo o vergüenza hacia los genitales, la mente deja de centrarse en las sensaciones, y la relación íntima se convierte en un escenario de juicio extremo, nada que se parezca a un rato de disfrute compartido. La percepción de que los genitales son «defectuosos» o «poco atractivos» ocupa todo el espacio y no hay lugar para las sensaciones, el momento presente ni la conexión con la pareja.

Esta tensión constante entre cuerpo y consciencia es la base de lo que conocemos como disforia genital, un fenómeno que afecta tanto a mujeres como a hombres y cualquier género no binario, y que actúa como un distractor persistente durante la actividad sexual.

La disforia genital es una experiencia emocional que consiste en la sensación persistente de falta de correspondencia con los propios genitales. Tu vulva o tu pene no te hacen sentirte a gusto contigo mismx, y solo desearías que tuviesen otro aspecto.

Has de saber que cuando hablamos de disforia no hablamos simplemente de una preocupación estética pasajera, sino de un conflicto interno profundo que afecta la manera en que las personas se relacionan con su cuerpo, la sexualidad y, por extensión, el placer a lo largo de su vida.

Seguidamente mencionaré algunos estudios en mujeres cis para que te hagas una idea de la dimensión de la disforia genital: en el caso de la vulva, estudios recientes muestran que el 61 por ciento de las mujeres cis se acercan a sus genitales con sentimientos de vergüenza y bochorno.[37] ¿Verdad que 6 de 10 personas es una barbaridad?

Este malestar no es casual, ya que la sociedad ha impuesto estándares irreales de cómo «debe» ser el aspecto de los genitales, especialmente a través de la pornografía *mainstream*.

En la práctica clínica y en la industria estética, esto se traduce en un aumento tremendo de cirugías estéticas genitales, particularmente labioplastias. En 2019, estas intervenciones se encontraban entre las cuatro operaciones de cirugía plástica más frecuentes en Estados Unidos, con un incremento global del 73,3 por ciento respecto a 2015 y un 24,1 por ciento respecto a 2018.[38] Esto sí que no te lo esperabas.

Entre estas intervenciones, la más conocida es la llamada «vulva Barbie», que poco tiene que ver con la actriz Margot Robbie y mucho con la preocupación por complacer expectativas culturales y de la pareja sexual. En esta operación, que busca hacer nuestra vulva más parecida a la de una Barbie, los labios internos de la vulva (o menores) se reducen quirúrgicamente hasta quedar prácticamente invisibles, sin sobresalir hacia los labios externos.[39]

El nombre refleja la aspiración estética impuesta: una vulva uniforme, simétrica, «perfecta» y desprovista de cualquier rasgo natural que se considere irregular o demasiado visible (es inquietante, ¿no?). Para muchas personas, esta búsqueda de la conformidad y la uniformidad en lo estético surge de la vergüenza internalizada, de la sensación de que sus genitales no cumplen con un estándar social, y termina convirtiéndose en un freno psicológico que dificulta la disponibilidad a tener encuentros y a sentir placer.

En los hombres cis, un fenómeno equivalente es el *penis shaming*, o la vergüenza por el tamaño del pene. No se trata de una realidad objetiva: numerosos estudios confirman que no existe relación directa entre la vergüenza por el tamaño y la medida real del pene.[40] Algunos hombres cis con penes por encima del promedio experimentan la misma inseguridad que otros con penes más pequeños y esto nos da la sensación de que, más allá de la longitud, el verdadero problema es pensar que no se encaja en estándares socialmente aceptables —esto me parece tan inquietante como lo anterior, si me preguntas—. La vergüenza es una construcción social que vincula el tamaño con la masculinidad, la atracción y la destreza sexual: nada más impreciso y absurdo que pensar que a más tamaño, más viril.

El *penis shaming* es un tipo de vergüenza externa, en la que el miedo a la evaluación, al rechazo o a la humillación condiciona el comportamiento de la persona. La consecuencia inmediata es la ansiedad ante el desempeño durante el acto sexual, la evitación de situaciones eróticas o la excesiva autovigilancia durante el encuentro, desplazando la atención del placer hacia la crítica interna constante. ¿Resultado? Menos placer y muchísimas más probabilidades de tener dificultades en la erección y en el control eyaculatorio, por no hablar del cuadro depresivo y ansioso que puede llegar a desencadenar.[41]

Independientemente del cuerpo del que se trate, la disforia genital comparte un patrón: el cuerpo se convierte en un objeto sometido a juicio y produce malestar por las creencias que tenemos asociadas a él.

La disforia genital también está fuertemente influida por la exposición a los medios y las representaciones culturales de los genitales que nos han acompañado a lo largo de los años. La pornografía, las imágenes hiperestilizadas de genitales y los comentarios sociales refuerzan estándares irreales: la vulva siempre lisa, simétrica y pequeña; el pene siempre grande y erguido. Estas expectativas generan un refuerzo y una discrepancia entre la experiencia corporal real y el ideal percibido, alimentando la vergüenza y la autocrítica.

Para las que tenemos vulva, el fenómeno de la «vulva Barbie» es un ejemplo extremo de cómo la presión estética puede llevar a cambios quirúrgicos radicales en un intento de alinear el cuerpo con un ideal imposible. Para quien tiene pene, la internalización de creencias sobre el tamaño del miembro (medidas a través de escalas como la *Beliefs about Penis Size*, BAPS) se asocia con ansiedad, depresión y disminución de la autoestima, y refleja cómo el malestar respecto a la apariencia genital trasciende lo físico y afecta el bienestar emocional global.[42]

Como habrás podido entender por lo expuesto hasta ahora, la insatisfacción suele generar círculos viciosos. Y los genitales no son una excepción: la preocupación por la apariencia conduce a la autovigilancia, esta interrumpe la excitación y así finalmente se refuerza la creencia de que algo está «mal» con el propio cuerpo. Las personas comienzan a anticipar la vergüenza antes del encuentro, lo que reduce el deseo, limita la comunicación con la pareja y aumenta la tensión durante la actividad sexual, generando disfunciones en la mayoría de los casos.

Por lo tanto, abordar la disforia genital requiere tanto la aceptación corporal como una educación sexual inclusiva y realista. Reconocer que la diversidad genital es natural y saludable, normalizar la anatomía más allá de los guiones culturales y desafiar los estándares irreales de belleza pueden liberar a las personas de la autoevaluación constante. El acompañamiento terapéutico, los ejercicios de consciencia corporal y las prácticas de *mindfulness* sexual son herramientas eficaces para reconectar con el cuerpo y con el placer, desplazando la atención de la crítica interna a la experiencia sensorial.

En resumen, quédate con esto: la disforia genital actúa como un distractor constante que impide el disfrute pleno del sexo. Tanto la vergüenza por la vulva como el *penis shaming* convierten el encuentro sexual en un escenario de juicio y autocrítica, disminuyendo la excitación, interfiriendo en la respuesta sexual y erosionando la intimidad. Reconocer y desafiar estas creencias internalizadas es un paso esencial para recuperar el placer y establecer una relación más positiva con el propio cuerpo y la sexualidad.

En cualquier cuerpo, la insatisfacción corporal nace de la presión por alcanzar ideales de atractivo irreales, sin que estos contemplen diversidades. La exposición frecuente a los estándares de belleza que transmiten los medios —extremadamente delgados en el caso de las mujeres, exageradamente musculosos en el de los hombres— alimenta una percepción negativa del propio cuerpo y mina la autoestima incluso según las evidencias científicas.[43] ¿Has crecido observando cuerpos tónicos y escultóricos? ¿Te has comparado en algún momento de tu vida? ¿Te has planteado cosas como «preferiría apagar la luz para no exponer demasiado mi cuerpo»?

En este sentido, la idea de cuerpo forma parte esencial del autoconcepto global, y numerosas investigaciones confirman la relación directa entre imagen corporal y autoestima.[44] Lo curioso es que, en contextos donde predomina el *feedback* negativo sobre el aspecto físico, basta con recibir comentarios positivos o incluso neutrales para mejorar nuestra autoimagen. De hecho, algunos estudios señalan que las actividades naturistas y nudistas, en las que las personas pasan tiempo desnudas en compañía de otrxs no íntimxs, favorecen una relación más amable con el propio cuerpo.[45] Como si tu cerebro incluyese más variedad en el abanico de cuerpos posibles y, en esa pluralidad, existieran más alternativas a las que has interiorizado durante años; tu cuerpo, de repente, tiene cabida en esta dimensión más realista y encuentra su lugar en el concepto de deseabilidad. Un suspiro liberador, por fin.

De hecho, estos espacios exponen a la diversidad real de cuerpos, lejos de los cánones idealizados, y ayudan a reducir la ansiedad relacionada con la apariencia. Como resultado, aumenta la apreciación corporal, se eleva la autoestima y también la satisfacción vital:[46] sentirte mejor empieza por diversificar tu concepto de cuerpo y de belleza. De la misma forma que aprendemos qué es bello y qué no, podemos aprender y reconfigurarlo para apreciar más allá de los estándares impuestos culturalmente y cultivar una forma más compasiva de mirarnos.

Me permito subrayar que tener una buena autoimagen no significa «estar o ser guapx», sino sentirnos cómodxs con nuestra propia apariencia y no adoptar una actitud juzgadora hacia ella. Cada persona mantiene una relación distinta, y a menudo delicada, con su cuerpo, por lo que no se trata de trivializar ni de imponer un discurso único. Basta ya de frases como «acéptate», o peor, «ámate tal y como eres». Hay que entender que ser compasivxs y habitar nuestro cuerpo de forma amable es una empresa que nos puede llevar toda la vida, en un viaje que no se caracteriza por ser lineal y progresivo.

Lo que es importante es tener herramientas para empezar a ver con perspectiva la idea que tenemos de la estética, para así cuestionarla y descubrir en qué lugar quedamos después de deshacernos de los aprendizajes rígidos y destructivos que acarreamos desde que empezamos a tener consciencia.

En definitiva, aunque la insatisfacción con la imagen corporal es un problema serio y global que impacta de manera negativa en la satisfacción vital, no solo sexual, también existen prácticas que pueden contribuir a revertirla. Y lo cierto es que la capacidad de apreciar el propio cuerpo fomenta no solo una mejor función sexual, sino también un mayor bienestar psicológico y vital.

Tristeza postcoital

Para concluir esta sección de distractores del placer, quiero presentarte uno de los fenómenos más invisibilizados, frecuentes y que generan tal confusión que hasta a la ciencia le cuesta dar respuestas contundentes.

La tristeza postcoital (*post-coital tristesse*, también conocida como disforia postcoital o *post-sex blues*) es un fenómeno mucho más común de lo que solemos imaginar y, sin embargo, muy pocas veces se nombra en conversaciones cotidianas sobre sexualidad, de la misma forma que sí hablamos de orgasmos, dolor o fantasías. ¿Has sentido alguna vez una tristeza intensa o has tenido incluso ganas de llorar durante o después de una relación sexual, sin una causa aparente?

Pues de eso se trata: la tristeza postcoital es esa sensación de tristeza, angustia o malestar que algunas personas experimentan inmediatamente después de mantener relaciones sexuales consensuadas, con independencia de si la experiencia fue satisfactoria o no. Su duración varía: en algunos casos apenas va más allá de unos minutos, en otros puede prolongarse hasta un par de horas.

No se trata de un trastorno ni de un signo de que la pareja no funciona; aunque seguro que, si lo has experimentado, es lo primero que has pensado. En la mayoría de los casos se enmarca en las reacciones fisiológicas y emocionales naturales del cuerpo humano después de un evento de alta intensidad como es el placer sexual o el orgasmo.

La poca evidencia científica que existe al respecto respalda que se trata de una experiencia no tan inusual. Un estudio de 2015 con mujeres cis encontró que un 46 por ciento había sentido tristeza tras una relación sexual en algún momento de su vida, y un 5 por ciento lo había experimentado en el último mes. Incluso un 2 por ciento declaró vivirlo siempre o casi siempre —¡pobres!—.[47]

Si miramos hacia los hombres cis, los datos de un estudio de 2018 son tan reveladores como los precedentes: un 40 por ciento dijo haberlo vivido alguna vez, un 20 por ciento en el último mes y alrededor de un 3-4 por ciento con regularidad.[48]

Se trata de unos índices bastante parecidos, que nos trasladan la percepción de que es un fenómeno universal y que desmontan la idea de que se trate de algo anecdótico o marginal. Al contrario, la *post-coital tristesse* forma parte de la compleja paleta de respuestas sexuales humanas.

Te preguntarás, con razón, por qué ocurre.

Como señalaba antes, la ciencia aún no tiene una respuesta definitiva, pero existen hipótesis sólidas. Una de las más estudiadas se centra en los cambios neuroquímicos que acompañan a la excitación y al orgasmo.

Durante la fase de deseo y excitación, el cerebro segrega grandes cantidades de dopamina, neurotransmisor asociado al placer y a la motivación del que habrás oído hablar cuando se trata de TikTok en los infinitos *scrolls* hasta las 2 de la mañana —siendo generosas—. Se trata de la sustancia que nos hace sentir ganas de más y más.

Tras el clímax, para restablecer el equilibrio, se produce un aumento de prolactina, una hormona vinculada al estrés y a la saciedad sexual —la que generamos en grandes cantidades cuando estamos amamantando a un bebé—. Este brusco y repentino desajuste hormonal podría explicar el bajón anímico inmediato en algunas personas, como si de repente el cerebro necesitase hacer un *reset* para reequilibrar su química.

Además, se ha observado que la amígdala, o sea, la estructura cerebral clave en la regulación emocional, disminuye su actividad durante el sexo y se reactiva justo después, lo que también podría contribuir a la aparición de sentimientos de tristeza o vulnerabilidad.

En otras palabras: el cuerpo pasa de un estado de exaltación a otro de reposo emocional con tanta rapidez que hay quien lo vive como un desplome anímico.

Aunque la vivencia pueda resultar profundamente desconcertante, es importante recalcar que no se trata de un signo de que la pareja «no funciona», de que tengas un problema clínico o de que estés reviviendo un trauma del cual no eres consciente. La mayoría de las veces me trasladan —también en consulta— que la primera reacción al sentir tristeza tras el sexo es pensar que algo ha ido mal en la interacción, lo que añade capas innecesarias de culpa o inseguridad.

Lo más recomendable, si se repite con frecuencia, es hablarlo con la pareja para explicar lo que ocurre y aclarar que no tiene nada que ver con la calidad de la relación o con la otra persona. Este simple gesto de comunicación puede evitar malentendidos y dar espacio a la recuperación emocional desde un lugar más cómodo para ambxs.

Así que, recuerda, por si te sucede o si tu pareja sexual lo experimenta en alguna ocasión: la tristeza postcoital es una reacción natural y relativamente habitual, aunque poco visibilizada. Comprenderla y normalizarla nos ayuda a restarle dramatismo y a integrarla dentro del amplio abanico de respuestas posibles que acompañan la experiencia erótica. No es una señal de enfermedad ni de disfunción, sino un recordatorio de que en cada persona el cerebro y el cuerpo reaccionan de manera única ante los fenómenos bioquímicos.

Ejercicio práctico: Normalizar la tristeza postcoital

1. Habla con tu pareja antes de la relación íntima o en un momento de confianza fuera de la cama: «A veces, después de tener sexo me puede entrar tristeza. No significa que no me haya gustado, solo es algo que me pasa de manera natural. Si alguna vez me notas más calladx después, quiero que sepas que es un proceso normal en mí; me lleva un rato hasta que vuelva a estar relajadx».

2. Cuando aparezca la tristeza, comunícalo de forma breve y clara: «Estoy sintiendo un poco de bajón ahora, no es por ti, es algo que me pasa». O también: «Me está entrando esa sensación de tristeza que a veces me da después, ¿te parece si me quedo abrazadx a ti un rato?».

3. *Aftercare* concreto: elige algo que ayude a reconectar sin forzarte a «animarse»; por ejemplo, pedir contacto físico (abrazar, acariciar, respirar juntxs) o proponer una acción sencilla (beber agua, conversar de algo cotidiano, poner música tranquila).

4. *Feedback*: horas o días después, valida lo compartido para que tu pareja sexual entienda que te puede ayudar a vivir esas situaciones con más naturalidad: «Me ayudó mucho que me acompañaras cuando me puse triste. Me alegra poder hablar de esto contigo sin que sea raro».

TERCERA PARTE

EL PLACER A SOLAS Y COMPARTIDO

Hablar de placer es hablar de un viaje con diferentes estaciones. Primero hemos explorado el cuerpo: cómo se manifiesta, qué señales nos envía, qué nos pide y qué le podemos ofrecer. En la siguiente parada nos hemos adentrado en la mente: ese territorio inmenso donde nacen fantasías, donde se esconden miedos, donde se cuelan pensamientos intrusivos, la ansiedad, la culpa y la vergüenza que tantas veces nos distraen del gozo.

Ahora toca hacer una parada distinta, casi inevitable: la del placer en la relación con nosotrxs mismxs y con lxs demás, ya que el placer no ocurre en el vacío, siempre sucede en un contexto. Y ese contexto puede ser íntimo, a solas o compartido con otra persona.

Para empezar, por lo general pensamos en el sexo exclusivamente en clave de pareja, como si solo tuviera sentido si hay un «otro» presente. Sin embargo, buena parte de nuestra vida erótica se desarrolla en soledad; por lo general incluso nos iniciamos a solas en el sexo. A veces, en la niñez descubrimos nuestro cuerpo con total inocencia o timidez, otras lo dejamos a un lado porque nos enseñan que no debemos tocarlo o explorarlo.

Con el tiempo, la masturbación cobra una dimensión erótica y se convierte en un recurso de placer, de alivio, de autoconocimiento y, en ocasiones, también de reconexión. El placer a solas nos enfrenta a preguntas esenciales: ¿qué aprendimos del placer cuando crecimos en cuerpos de mujer? ¿Cuánto de nuestra historia erótica está marcado por silencios, tabúes y miedos? ¿Cómo reconecto con el deseo cuando parece anestesiado o incluso inexistente?

Explorar el placer en soledad es de lo más sano, y, en muchos sentidos, un acto de libertad. La masturbación, con juguetes o sin ellos, no es solo una práctica para liberar tensión, sino una puerta directa hacia el autoconocimiento.

Tocarse es aprender a escucharse, a reconocer los matices del propio cuerpo, a mapear sensaciones y a distinguir lo que gusta de lo que no, cómo y cuándo nos puede producir sensaciones inesperadas e intensas. Y, por supuesto, aunque puede que lo hayas dudado alguna vez, el placer en tu propia intimidad contigo mismx no compite con el placer compartido, sino que lo nutre y enriquece. Quien sabe escucharse a sí mismx tiene más herramientas para comunicarse con la otra persona y transmitir mejor lo que necesita que quien no lo hace —palabra de la ciencia, y mía, claro—.

El autoplacer es algo absolutamente revolucionario, especialmente en un mundo donde a las mujeres se nos ha enseñado a priorizar el goce ajeno, muchas veces por encima del propio. Ser deseables antes que deseantes, es el aprendizaje que hemos recibido y mantenido a lo largo del tiempo, pero algo en ti está cambiando si tienes este libro entre las manos —y has llegado hasta aquí—.

El otro gran territorio del que mucho se habla —pero poco bien— es el del placer compartido. Aquí aparecen otras preguntas inevitables: ¿por qué a veces disfruto más a solas que con alguien?, ¿por qué hay quien siente lo contrario?

El terreno compartido abre la puerta a dinámicas más complejas: diferencias en el deseo, problemas de comunicación, expectativas no cumplidas, forma de actuar, habituación, patrones de iniciación sexual distintos, dificultades emocionales o vínculos atravesados por la inseguridad y la comparación. Seguro que solo leyéndolo has puesto mentalmente más de un *check*.

También emergen fenómenos socioculturales, como el coitocentrismo, como norma y estrategia de adaptación a una sexualidad que dice mucho de dónde vivimos y poquísimo de nosotrxs. Otro punto fundamental es cómo entendemos y usamos los juguetes eróticos, tanto a solas como en pareja. En solitario se normalizan cada vez más, pero en dúo aún existen prejuicios y tabúes: «Si usas un vibrador es porque yo no te satisfago», piensas tú o piensa tu pareja. O también: «Si necesitas un juguete es porque te falta algo conmigo».

Romper estos discursos implica ampliar la mirada y entender que los juguetes no sustituyen, sino que suman, enriquecen, expanden posibilidades incluso dentro de un vínculo; igual que un móvil no sustituye nuestras relaciones humanas, sino que puede sumar posibilidades de conectar con nuestras amistades. Lo mismo ocurre con las posturas, las técnicas, las propuestas creativas: no están pensadas para cumplir con un *checklist* de productividad sexual, con la mentalidad cuadriculada que tenemos en nuestro trabajo —y desafortunadamente en otras áreas de nuestra vida—, sino para dar margen a la exploración, a la curiosidad y a la sorpresa.

En esta tercera parte del libro nos detendremos en técnicas prácticas, desde ejercicios individuales de autoexploración hasta dinámicas para jugar en pareja para ampliar nuestro repertorio erótico y salir de guiones preestablecidos de placer, limitantes —y un poco aburridos, para qué mentir—. Hablaremos de la masturbación con y sin juguetes, de ejercicios como la caja del deseo, la prohibición del coito, la planificación de la intimidad o el relato erótico compartido.

También veremos cómo una comunicación sincera puede transformarse en herramienta erótica en sí misma y una práctica de placer como cualquier otra: allí están las siete preguntas clave para abrir conversaciones, las estrategias para hablar de fantasías sin miedo, los recursos para navegar entre expectativas y decepciones.

Pero más allá de los ejercicios, lo que me interesa es invitarte a mirar el placer como un viaje con múltiples formas y caminos. A solas o con alguien, el placer nunca es estático, sino que siempre cambia, con la edad, con las experiencias, con el contexto emocional y con la cultura en la que vivimos. Puede ser tímido en la adolescencia, ambicioso en la juventud, esquivo en momentos de crisis o enfermedad, y luego volver a florecer en otras etapas de la vida, cuando nos reencontremos con nosotrxs mismxs desde un lugar más amigable y tierno. La clave está en no darlo por perdido ni por garantizado, sino en cuidarlo como se cultiva cualquier relación importante, a través de la curiosidad y de una generosa dosis de paciencia.

Sobre todo, piénsalo, en el fondo hablar de placer a solas y compartido es hablar de dos caras de una misma moneda. Una no sustituye a la otra, pero ambas se necesitan. Saber disfrutarnos en soledad es, además, la mejor preparación para compartir el disfrute con otra persona; y aprender a gozar en compañía es, a su vez, un espejo que nos devuelve aspectos de nosotras que quizá no habíamos descubierto a solas.

Este equilibrio dinámico entre intimidad personal e intimidad compartida es, probablemente, el mayor regalo de la sexualidad humana: la posibilidad de expandirnos hacia dentro y hacia afuera al mismo tiempo.

1

El placer a solas

«¡**N**o te toques ahí!».

Si esta frase te resuena de alguien de tu familia en algún momento de tu infancia, es fácil que A, no la recuerdes con cariño; B, te haya costado tener una relación natural y abierta con la sexualidad en tu vida adulta, y C, hayas descubierto tu cuerpo y tus genitales más tarde de lo que te hubiera gustado.

Desde pequeñas aprendemos mensajes contradictorios sobre la sexualidad: la curiosidad y el deseo naturales chocan con prohibiciones, sentimiento de vergüenza y expectativas externas que, a menudo, nos enseñan a sentir culpa por explorar nuestro cuerpo. Digamos que crecer en un cuerpo de mujer implica recibir mensajes hostiles acerca del goce, y la manera en que nos relacionamos con nuestro placer refleja como un espejo estas creencias.

Por lo tanto, reconectar con el placer a lo largo de la vida es un proceso dinámico que, en primer lugar, depende de ti —desafortunadamente, las instituciones de momento no se quieren hacer cargo de esta responsabilidad, pero ya llegaremos—.

La masturbación, en este contexto, deja de ser solo un recurso de placer inmediato para convertirse en una herramienta de aprendizaje, puesto que nos permite identificar cómo funciona nuestro cuerpo, mente y emociones en el momento en el que entramos en contacto con la dimensión erótica.

Y, por último, un pequeño *spoiler* de algo muy importante: el placer contigo mismx te enseña a valorar tu cuerpo, tu intimidad y tu deseo como algo profundamente tuyo y digno de atención.

¿Qué aprendes del placer cuando creces como mujer?

Crecer como mujer significa desarrollarse entre contradicciones y aprendizajes que rara vez, por no decir nunca, ponen el placer autorreferencial y divertido en el centro. Desde la infancia se nos educa en torno al cuerpo con un lenguaje de advertencias y miedos: el sexo aparece primero como algo que puede dañarte, causar un embarazo no deseado o ponerte en riesgo frente a una enfermedad de transmisión sexual, pero casi nunca como una experiencia que puede proporcionarte disfrute, conexión y bienestar.

Mientras tanto, las personas que son socializadas como hombres reciben discursos que promueven su deseo, legitiman la masturbación y convierten su exploración en un camino previsto, incluso celebrado —tampoco de la manera más sana, que dijéramos, pero eso queda para otro libro—.

Esta desigualdad inicial marca un antes y un después en cómo mujeres, hombres y personas no binarias nos aproximamos a la intimidad, y configura nuestra forma de construir una sexualidad adulta tan normalizada como si habláramos de salir a cenar.

La percepción del placer «femenino» evoluciona a lo largo de la vida, atravesada por factores psicosociales, emocionales y situacionales. Las experiencias personales, las normas sociales y la construcción de la identidad se entrelazan de manera compleja y condicionan la forma en la que aprendemos, o nos cuesta aprender, a disfrutar de nuestro propio cuerpo.

La juventud suele presentarse como un periodo de descubrimiento, y lo es, pero no siempre libre de tensiones, ya que desde edades tempranas se nos invita a ser deseables y sexis, pero no demasiado; se nos anima a disfrutar, pero siempre bajo los límites de lo «socialmente correcto» —no vayan a decirte que eres una «guarra»—; se nos permite explorar, pero mejor si es en un marco de relación monógama con una persona con la que haya suficiente intimidad y confianza como para no caer en la esfera del juicio y escarnio públicos.

Como comprenderás, la autoexploración se convierte en un terreno delicado. A los hombres se les supone la masturbación; a nosotras se nos educa para no necesitarla, para esconderla o sentirla con culpa. No es casualidad que muchas lleguen tarde a la práctica ni que la vivan en secreto como si se tratara de un acto prohibido; semanalmente recibo en mi consulta a mujeres de todas las edades que nunca se han masturbado; algunas no saben ni por dónde empezar. Aunque si acuden a mí, es porque tienen ganas de profundizar en su placer y no acomodarse en un erotismo «a medio gas».

De hecho, cuando una mujer logra cruzar esas barreras y comienza a conocer su cuerpo y genitales, aparece una verdad reveladora: que el autoconocimiento no es accesorio, sino esencial como parte de su felicidad y autoconsciencia. Saber cómo funciona la propia anatomía, cuáles son las zonas erógenas que despiertan deseo, es un acto poderoso que coloca a la persona en el centro de su vida, sin depender de la opinión y validación de otra o de una sociedad entera.

Al llegar a la mediana edad, el placer se cruza con otros obstáculos: las exigencias de la maternidad, los cuidados familiares —una tarea típicamente femenina, incluso según la sociedad actual—, el trabajo y el peso de las expectativas sociales moldean la experiencia sexual. La narrativa cultural insiste en que la sexualidad femenina está atada a la juventud y la fertilidad, sugiriendo que después de cierta edad el deseo decae, el cuerpo pierde valor erótico y lo habitual es resignarse a cierta abstinencia natural. Como si la sexualidad, especialmente de quien tiene vulva, tuviera fecha de caducidad con la llegada de la menopausia. De repente te pareces más al queso fresco que a una persona.

Pero, como apuntan muchas evidencias, para una gran cantidad de mujeres aquí empieza su verdadera resistencia y exploración sexoafectiva. En lugar de aceptar que el placer es cosa de los veinte años —como mucho treinta, si no estás demasiado ocupada en gestar bebés—, se rebelan contra la visión coitocéntrica que reduce el sexo a penetración y orgasmo, y comienzan a buscar alternativas más estimulantes y satisfactorias.

Es en este momento cuando aparecen, con gran sorpresa, conversaciones con amigas sobre juguetes eróticos, que coincide con cuando se reconocen el derecho a pedir lo que se necesita y cuando se exige una comunicación más transparente en la relación. Y, ¡magia!: lo que parecía un final se convierte en un maravilloso comienzo.

A pesar de que la cultura insiste en invisibilizar la sexualidad después de los cincuenta, las investigaciones demuestran que las mujeres entre cincuenta y siete y noventa y un años siguen disfrutando de su vida sexual y, más aún, la redefinen con otros parámetros.[1] Ya no se trata de responder a estándares de belleza imposibles ni de cumplir con la actividad en la que nos sentimos encarceladas en la juventud, sino de cultivar la intimidad, la creatividad y el juego sin demasiados temores a estar bajo el foco.

De forma caleidoscópica, las caricias, las conversaciones, la complicidad y la conexión emocional cobran un protagonismo renovado, y muchas descubren que el placer no muere, sino que se transforma; solo bastaba con cambiar la mirada para que cambiase todo lo demás.

Como profesional de la salud mental y sexual creo que tenemos demasiados pocos referentes mayores de cincuenta años en lo que a sexualidad se refiere. Si los tuviésemos sería más fácil que todas las generaciones redibujasen su esfera sexual; por fin tendríamos la oportunidad de asociar la sexualidad con algo que nos acompaña a lo largo de toda la vida, vinculado más a la conexión y no tan sexualizado como lo entendemos hoy en día.

A este proceso, un tanto turbulento y más o menos emocionante, lo acompaña un ruido de fondo tan insoportable como normalizado: la sensación de ser inferiores y de vivir en un segundo plano social; constantemente, independientemente de la etapa vital.

Muchas mujeres encuentran difícil decir lo que quieren en la cama, no porque no lo sepan, sino porque temen molestar, incomodar o decepcionar: la falta de asertividad sexual no es un rasgo de personalidad aislado, sino el resultado de una socialización que enseña a complacer antes que a desear.[2]

El aprendizaje del placer en las mujeres no es solo individual, sino colectivo. Aprendemos que el deseo no está dado, sino que se construye; que los discursos de la infancia no son verdades universales, sino normas culturales que podemos cuestionar, y que nuestro placer no es un extra, sino un derecho maravilloso del que deberíamos hacernos cargo en primera persona.

Y algo que aprendemos, no menos importante, es que el silencio y la culpa son mecanismos de control, que liberarnos de ellos implica crear espacios de conversación y de divulgación —como espero que lo esté siendo para ti este libro—.

En definitiva, si tienes suerte o te propones activamente hacerlo, lo que aprendes del placer cuando creces como mujer es que tu cuerpo es tuyo y que habitarlo con disfrute es un acto de resistencia frente a años de castigos y estructuras resistentes. Que el deseo cambia con el tiempo, pero no desaparece, y que cada etapa vital ofrece la posibilidad de resignificarlo. Que no se trata solo de orgasmos —y que no pasa nada si hay o no mientras haya disfrute—, sino de autonomía, de autoestima y de libertad para experimentar lo que te propongas en tus vínculos sanos.

Y, por último, o primero, que reivindicar el derecho a disfrutar no es un capricho, sino una afirmación política y personal de dignidad. Ahora sí, vamos al lío.

Beneficios de la masturbación

Hablar de masturbación femenina sigue siendo un acto político, aún a estas alturas, en las que hablar de criptomonedas o de inteligencia artificial nos parece casi más natural y fácil. Pese a que la ciencia la ha descrito de manera consistente como una práctica saludable, tanto en lo físico como en lo psicológico todavía arrastramos siglos de inexperiencia en esta conversación, cargando esta práctica con prejuicios y falsas creencias.

Ante todo —lo quiero remarcar porque es importante grabarlo a fuego en nuestra cabeza—, la masturbación no es una práctica sustitutiva del sexo en pareja ni una conducta de la que haya que esconderse, sino una herramienta de autoconocimiento, de regulación emocional, de placer y de bienestar integral, con impactos que van desde el sueño hasta la productividad en el trabajo.[3] Más adelante profundizaremos más en este tema.

Cuando se piensa en el placer y la masturbación solemos imaginarlos como algo que aparece en nuestra vida a partir de un momento en el que somos más conscientes de lo erótico, generalmente alrededor de la adolescencia o la adultez; pero, en realidad, la autoestimulación puede empezar de forma tempranísima, por razones que nada tienen que ver con el erotismo: distintos estudios demuestran que, ya entre el año y los cinco años, algunas niñas se autoexploran, con un pico notable de prevalencia entre los tres y los cinco años, lo que no responde a ningún «despertar sexual precoz», sino a una fase de descubrimiento del cuerpo tan natural como chuparse el dedo o jugar con las manos.[4] Esto no es una conducta patológica, pero sí puede transformarse si viene acompañada de sentimientos de culpa inducidos por reacciones externas, que es precisamente lo que puede generar el verdadero problema.

En la adolescencia entendemos con más aceptación que la masturbación se consolida como parte del desarrollo sexual y que no tiene absolutamente nada que ver con conductas desviadas —o así deberíamos verlo—, sino que es un efecto de los cambios hormonales, de la búsqueda de identidad y de la curiosidad natural hacia el cuerpo. En las mujeres adultas, la frecuencia varía, pero la investigación muestra que suele incrementarse hasta los primeros años de la treintena y luego disminuir levemente, en parte por factores como la convivencia en pareja, las circunstancias vitales que nos predisponen a sufrir estrés y los niveles de deseo.[5]

Pero lo realmente transformador de la masturbación no es tanto la frecuencia sino los beneficios que aporta, una auténtica cascada en todas las esferas de nuestro bienestar. Para empezar por lo más medible, a nivel físico funciona casi como una pequeña sesión de cardio: el corazón se acelera, la sangre circula con fuerza y los genitales se mantienen activos y oxigenados, algo fundamental para que tanto la lubricación como la erección del clítoris respondan con naturalidad.[6]

Además, tiene un efecto analgésico que muchas mujeres aprovechan durante la menstruación o en episodios de migraña agudos, ya que la liberación de endorfinas actúa como calmante y refuerza, a su vez, el sistema inmunitario.[7] Dormir también resulta más fácil: varios estudios han observado que los orgasmos obtenidos a través de la masturbación nos relajan de forma instantánea, mejoran la calidad del sueño y reducen la latencia, es decir, el tiempo que tardamos en quedarnos dormidxs.[8]

En lo psicológico, los efectos son igual de claros y diversos. Masturbarse libera las mismas sustancias cerebrales que realizar actividades gratificantes como escuchar música o salir a correr, lo que incrementa la sensación de felicidad y de calma. A través del autoplacer regulamos nuestro sistema nervioso y bajamos los niveles de cortisol, la hormona del estrés, lo cual nos permite sintonizar con un nivel de vida más tranquilo.[9]

También fortalece la autoestima sexual, porque nos permite conocer nuestras zonas erógenas, responsabilizarnos de nuestro placer y aprender a comunicarlo en pareja, lo que, de hecho, se ha vinculado con mejores experiencias en las relaciones sexuales y mayor facilidad para alcanzar el orgasmo —no es que sea crucial alcanzarlo, pero es mi deber decirte que lo facilita—.[10] Y esto te interesará a nivel práctico: cuanto más nos estimulamos, más deseo aparece, porque la dopamina, el neurotransmisor de la recompensa, refuerza esa búsqueda, generando un círculo virtuoso entre el placer y las ganas.[11]

Básicamente el mantra es: el sexo llama al sexo.

Una serie de investigaciones han demostrado que las personas con actitudes positivas hacia las fantasías eróticas y hacia la masturbación reportan orgasmos más intensos y satisfactorios, así como una mayor frecuencia de autoestimulación.[12] Dicho de otro modo: cuando dejamos de lado la culpa no solo sentimos más placer, sino que abrimos la puerta a una sexualidad más creativa e intensa.

Otro aspecto poco explorado, pero de gran interés, es el impacto en el trabajo y en la vida diaria, del que he hecho un pequeño *spoiler* unas líneas atrás. Estudios recientes indican que la actividad sexual —placentera, se entiende—, ya sea en pareja o a solas, funciona como una estrategia de recuperación frente al estrés laboral, mejorando el estado de ánimo, el compromiso y la satisfacción laboral al día siguiente.[13]

De hecho, el sexo y la masturbación contribuyen a reducir el impacto del agotamiento anímico, actuando como una especie de «reseteo» psicoemocional que nos recarga con energía.[14] Tal como suena: las personas que se masturban antes de dormir concilian mejor el sueño, se relajan más profundamente y, al día siguiente, tienen un nivel de productividad y motivación mayor en su trabajo.[15]

Por supuesto, los beneficios de la autoestimulación alcanzan también a la relación de pareja: quienes practican la masturbación desde edades tempranas suelen reportar mayor satisfacción en sus relaciones sexuales adultas, mayor consciencia de sus cuerpos y de sus límites y mejores habilidades comunicativas en la intimidad.[16]

La masturbación es, además, una práctica versátil, ya que cada cuerpo puede adaptarla a su propio ritmo, a sus preferencias y a sus necesidades emocionales, sin pasar por el filtro del juicio de otras personas. En lo que respecta a las mujeres cis, la mayoría (un 71-90 por ciento según un estudio de 2020) ha practicado la masturbación alguna vez en su vida, aunque con menor frecuencia que los hombres cis y, muchas veces, en edades más tardías, precisamente porque los estigmas sociales han retrasado este acceso al propio placer.[17]

También hay otro dato que me importa como profesional y que debería interesarte a ti también: cuando existe el hábito de masturbarse, las personas más abiertas hacia la sexualidad tienen mayores índices de intensidad orgásmica y, por lo tanto, disfrutan más —aparte de que mantienen entrenado el suelo pélvico—.[18]

En definitiva, la masturbación en mujeres cis no solo es normal, sino que es saludable y profundamente enriquecedora en todas las esferas de la vida, desde lo físico hasta lo relacional, pasando por la dimensión emocional. El orgasmo activa procesos cerebrales únicos; fortalece el suelo pélvico, los huesos y el sistema inmunitario; mejora la calidad del sueño; regula el estrés, y amplía la satisfacción vital en general. A ver, dime otra actividad que tenga el mismo impacto en tu vida.

Resulta evidente que lo que no faltan son razones para practicarla, sino espacios donde hablar de ella sin sentir que estamos haciendo algo sórdido. Mientras sigamos cargando con los viejos discursos de vergüenza y culpa, habrá mujeres que se pierdan todo este abanico de beneficios sobre su salud y su autoestima. La clave está en reclamar el derecho al placer propio como parte del autocuidado, de la salud integral y de la vida plena. Porque conocerse y tocarse no es un lujo ni un capricho: es un acto de bienestar y de libertad.

Ejercicio práctico: Tu masturbación ideal

Intenta pensar y definir cómo sería una masturbación perfecta para ti a través de estas preguntas.

- ¿Cómo debería colocar mi cuerpo? (por ejemplo: bocabajo, boca arriba, estiradx, de lado...).

- ¿Cuál es mi secuencia de estímulos ideal? (empiezo acariciando los labios mayores, luego los menores, el clítoris...).

- ¿Por qué movimientos me decanto? (en zigzag, de arriba abajo...).

- ¿Qué ritmo prefiero? (de menos a más, ritmos alternados, constante...).

- ¿Qué presión me gusta? (suave, moderada, intensa, progresiva, constante...).

- ¿Prefiero ir poco a poco o directa al grano? (por encima de la ropa, directamente por debajo...).

- ¿Hay alguna estimulación extra que me encante? (pezones, perineo, masajes en el pubis...).

- ¿Me recreo con fantasías? Si es así, ¿cuáles son mis tres preferidas? Si es que no, ¿por qué no recurro a ellas?

- ¿Usaría algún juguete erótico? ¿Cuándo? ¿Qué estimularía con él?

Mitos de la masturbación

¿Qué mejor oportunidad de hablar de mitos que invaden nuestro concepto de la masturbación que este libro?

Voy a aprovechar esta sección para dedicársela a esas ideas que nos han hecho sentir raras o incluso «equivocadas» por dedicarnos tiempo y placer a nosotras mismas. Muchas veces no nos masturbamos porque sentimos que no tenemos tiempo o ganas; sin embargo, en otras ocasiones es porque hemos interiorizado creencias que no tienen ninguna base científica, pero que, por alguna razón, damos por válidas.

Deconstruirlas nos permite redescubrir la masturbación como una manera natural, saludable y liberadora de conocernos y que no solo aumenta la satisfacción sexual individual, sino que también puede mejorar la vida íntima y la comunicación en pareja, nuestra autoestima y nuestra capacidad de regular la salud emocional.

¡Es hora de mirar de frente a estas creencias y entender que dedicarnos tiempo a nosotras mismas no es un lujo ni un error, sino una toma de consciencia sobre nuestro potencial erógeno y nuestra salud! Aquí van algunos de esos mitos:

«La masturbación es adictiva»

Uno de los grandes temores que circulan, incluso en los medios de comunicación, es la idea de que, si te acostumbras a masturbarte, acabarás «enganchadx» y perdiendo el control. En realidad, la masturbación no es adictiva por sí misma, igual que no lo es salir a correr: hablamos de una conducta natural, comparable al hecho de comer un plato que nos gusta o ver nuestra película favorita.

Lo que sí puede ocurrir es que algunas personas utilicen la autoestimulación de manera compulsiva como vía de escape frente a problemas emocionales o de estrés, pero eso no significa que la masturbación en sí sea la causa del problema, sino que hay que ahondar en qué motivación existe detrás de la masturbación y hacernos cargo de ella. Igual que no culpamos al chocolate por existir, ¡no tiene sentido culpar al placer! La clave está en el equilibrio y en la consciencia con la que se vive la experiencia.

«Si tengo pareja, no necesito masturbarme»

Otro mito exageradamente extendido es que la masturbación es exclusiva de las personas solteras o sin vida sexual compartida activa. Nada más lejos de la realidad. Masturbarse cuando tienes pareja no implica sustituir, despreciar ni restar valor a la relación, sino al contrario, es una forma de conocerse mejor, además de aliviar tensiones y de llegar al encuentro erótico con más claridad sobre lo que te gusta y sin demasiado estrés. Incluso hay estudios que demuestran que quienes se masturban en pareja o fuera de ella disfrutan más del sexo porque ya disponen de suficiente entrenamiento en conectar con el erotismo sin depender de otra persona. La pareja puede ser maravillosa, pero no es responsable de todo tu placer ni su deseo siempre estará sincronizado con el tuyo.

«Si uso juguetes, luego no disfrutaré con mi pareja»

Atención: los vibradores y otros juguetes eróticos arrastran todavía la mala fama de «estropear» la sensibilidad o de crear una especie de dependencia. Lo cierto es que los juguetes sencillamente amplían las posibilidades de sentir y compartir sensaciones en pareja y en solitario.

Es como decir que usar un buen rodillo de cocina afecta a la facultad de amasar con las manos: no tiene ningún sentido. Los juguetes aportan intensidades distintas, ritmos nuevos y, en muchos casos, ayudan a alcanzar el orgasmo, al que de otra manera llegan con dificultad, especialmente en el caso de las mujeres y de las personas que tienen vulva y no se identifican como tales. Lejos de apagar la sensibilidad, lo que hacen es entrenar tu cuerpo para reconocer mejor qué le excita, y eso siempre se traduce en mayor disfrute con o sin pareja.

«Si me masturbo con juguetes, perderé sensibilidad»

Mito íntimamente relacionado con el anterior pero con matices diferentes. Muchas personas temen que el uso de juguetes eróticos en su intimidad pueda «anestesiar» el clítoris o disminuir la sensibilidad natural de la vulva.

La realidad es justo la contraria: los juguetes no dañan la sensibilidad, sino que la entrenan y la expanden; asimismo, producen vibraciones en el suelo pélvico, uno de los grandes responsables de nuestra lubricación y los orgasmos. Usarlos, de hecho, permite entrenar tu cuerpo a reconocer mejor lo que le excita y a entender cómo responde. Es un poco como aprender a degustar vinos en las catas para así reconocer diferentes olores, intensidades, permanencia en boca, colores, matices... En definitiva, no perdemos sensibilidad.

¿Y qué pasa con acostumbrarnos a un tipo específico de estímulo? Sucede exactamente lo mismo que con los perfumes, algo que tenemos absolutamente normalizado en nuestra vida: nuestro cuerpo, tras repetidas estimulaciones iguales, pasa por un momento de adaptación, es decir, ya no responde con la misma intensidad a ese estimulo y, para volver a sensibilizarnos, necesitamos una pausa. Cuando entramos en una habitación y hay un perfume particular, al rato dejamos de percibirlo, porque nuestros nervios se han «saturado» y se han habituado a ese olor. Eso no nos genera inquietud porque sabemos que, para volver a olerlo, tenemos que salir un rato para «desintoxicarnos» o necesitaremos una dosis más fuerte de esa misma fragancia.

¿Te ha pasado tener que subir el nivel de tu vibrador hasta 10 cuando antes era suficiente el 2? Eso que has experimentado es sencillamente habituación. ¿Es irreversible? No, los nervios siguen funcionando perfectamente, no se pierden, ni disminuye su capacidad de sentir, simplemente su umbral de respuesta ha subido más de la cuenta, pero volverá a bajar en cuanto pongas en pausa unos días tu pasión por los juguetes.

«Si me masturbo y no deseo a mi pareja, es que le estoy siendo infiel o haciéndole un feo»

Este mito es interesante porque mezcla muchas de las emociones que hemos analizado hasta ahora: culpa, miedo y creencias antiguas. Masturbarse no significa rechazar a la pareja, ni mucho menos serle infiel. Es simplemente un acto de intimidad contigo misma. Así de fácil: igual que no ves una película exclusivamente si estás en compañía, sino que a solas también. La masturbación es esa película que disfrutas a solas (como mucho, acompañada de palomitas).

A veces, el deseo hacia el otro fluctúa por mil razones (estrés, cansancio, rutina; hemos hablado de ellos hace unos capítulos) y la autoestimulación puede ser un recurso para seguir conectada con tu sexualidad sin necesidad de forzarte a mantener relaciones cuando no tienes ganas o no tienes suficiente energía para hacerlo. Por lo tanto, cuidar tu deseo de forma individual no resta, ¡suma!

Piensa que cuanto más en contacto estés con tu placer, más fácil será que en otro momento ese deseo se comparta, si es lo que deseas. Y recuerda que la fidelidad no se mide en orgasmos a solas, sino en el respeto, la comunicación y los acuerdos dentro de la relación.

¿Qué aportan los juguetes eróticos?

Los juguetes eróticos son, en esencia, una extensión de nuestro derecho al placer. Y esto me gustaría que te lo grabases a fuego en la memoria. Aunque durante años se los mirase con prejuicios, la evidencia científica los coloca como herramientas de bienestar sexual, físico y psicológico, como facilitadores de un placer que es beneficioso para todas las esferas de tu vida.

Contrariamente a lo que se suele creer y lejos de ser un «recurso de emergencia» o un sustituto de la pareja, los juguetes, especialmente los vibradores, han demostrado mejorar la función sexual en múltiples dimensiones: deseo, excitación, lubricación, facilidad para alcanzar el orgasmo y disminución del dolor, especialmente entre personas que tienen vulva.

En un estudio sobre una terapia de estimulación de la vulva a través de vibraciones —*vulvar vibration therapy* (VVT)— para investigar acerca la salud de la vulva y del suelo pélvico, el 73 por ciento de las mujeres cis reportó una disminución del dolor en las relaciones (dispareunia), y el 74 por ciento un aumento en el disfrute sexual.[19]

Además, el uso de vibradores también tiene un impacto positivo en la vida sexual: el *Female Sexual Function Index* (FSFI), un cuestionario clínico que mide la función sexual femenina, refleja mejoras en el deseo, la excitación, la lubricación, el orgasmo y la reducción del dolor.[20] Eso significa que quien utiliza en sus hábitos masturbatorios algún juguete erótico —si vibra, mejor— tiene más probabilidades de disfrutar de una mejor salud sexual y un mayor deseo.

Pero, igual que en el caso de la masturbación sin accesorios, el beneficio no se limita al plano físico: los juguetes generan cambios internos en la forma en que las mujeres —y las personas en general, me atrevería a decir— se ven a sí mismas como seres sexuales. Su uso se ha vinculado con mayor apertura a fantasías y a explorar nuevas prácticas, además de fortalecer una identidad sexual más positiva y segura, desvinculada de roles absurdos y patriarcales.[21]

Esto es clave porque hoy en día muchas mujeres cargan con la idea de que «explorarse a solas» resta valor a la intimidad compartida y las hace más «promiscuas», ya que lo que practican no se adecua a las expectativas culturales.

La masturbación con vibradores, por ejemplo, no solo mejora la capacidad de tener orgasmos individualmente, sino que también multiplica esta probabilidad en pareja, siempre y cuando haya vínculos abiertos al diálogo sexual y al *feedback*. Además —esto te va a interesar compartirlo en los foros con amigxs—, quienes «entrenan» su cuerpo con la vibración tienden a reportar más orgasmos múltiples durante el sexo compartido.[22]

Puede que ya sepas que los vibradores también son un importante recurso terapéutico, especialmente en el ámbito de la fisioterapia del suelo pélvico y contra dificultades sexuales como la anorgasmia y el dolor en la penetración. Y a pesar de que mucho camino se haya recorrido en la normalización de los juguetes eróticos, el tabú, sin embargo, sigue presente.

Pero antes de seguir contándote por qué es tan importante hablar de juguetes y de sus beneficios, te cuento esta anécdota en relación con un fenómeno que, si vivías en España en 2019, quizás hayas observado desde más o menos cerca.

Como ya expliqué en la introducción de este libro, en septiembre de 2019 trabajaba en una famosa empresa de juguetes eróticos española. Un día, pronto por la mañana, yo estaba dando una entrevista en la radio cuando me di cuenta de que, a través de una colaboración con una creadora de contenido, «habíamos detonado una bomba». Acabábamos de generar una revolución social con un impacto espectacular en todo el territorio nacional —y europeo, sin duda—: un producto nuestro, el succionador de clítoris, cobró un protagonismo inesperado en las redes sociales; de pronto, todos los medios de comunicación querían hablar de él. Ese año realicé más de 90 apariciones en medios.

Y no se trataba solo de que los periódicos y las radios querían titulares jugosos, sino que el panorama social y cultural estaba cambiando: los juguetes eróticos empezaron a entrar en la conversación de la gente con más naturalidad y reivindicación, las hijas regalaban accesorios de salud sexual a las madres para Navidad, los *memes* acerca del succionador eran prácticamente la tendencia... No sabíamos —ni lo pretendíamos— que estábamos cambiando la forma en la que entendíamos la sexualidad, dándole espacio al placer «femenino» y visibilizando el órgano más descuidado de la anatomía humana: el clítoris.

Literalmente, en pequeña y no tan pequeña escala, hicimos historia. A partir de ahí, se empezó a conocer el nombre de un juguete erótico con su propia identidad y propósito.

Aun atravesando esta revolución, muchas personas temen que introducir un juguete en la relación heterosexual sea leído como un cuestionamiento de la virilidad, la habilidad o el tamaño del pene. Entre las mayores resistencias que suscitó ese *boom* de los juguetes, está que algunos hombres, entonces y ahora, llegan a sentir que el vibrador compite con ellos, cuando en realidad puede convertirse en un aliado: científicamente está probado que su uso en pareja está asociado con mayor satisfacción para ambas personas, al reducir la presión sobre el orgasmo simultáneo y diversificar las prácticas.[23]

De hecho, un estudio demostró que el 40 por ciento de mujeres y el 41 por ciento de hombres heterosexuales habían usado vibrador en sus relaciones sexuales; esto abre las posibilidades de explorar en el vínculo afectivo, lejos de sentirnos «bichos raros».[24]

Aquí va un consejo para todas esas parejas que se sienten un poco estancadas o en las que el deseo está descompensado: los juguetes funcionan como catalizadores del placer, ya que despiertan la curiosidad, aumentan la variedad y disminuyen la ansiedad por «rendir».[25]

Después del huracán mediático que desencadenamos mi equipo y yo, ocurrió algo que amplificó el eco de los juguetes y promovió aún más su uso: la pandemia de COVID-19. Un momento delicado de nuestra historia, donde los juguetes eróticos cobraron un nuevo sentido.

No solo ayudaron a sostener la vida sexual en soledad o a distancia, sino que se convirtieron en herramientas para practicar formas de relaciones íntimas seguras, regulando la ansiedad y fortaleciendo la confianza en el propio cuerpo en un contexto de aislamiento.[26] En este sentido, los vibradores y otros juguetes no son un capricho, sino una esfera tecnológica que nos acerca y nos ayuda a explorar nuestra salud sexual.

Con los juguetes eróticos también mejora el autoconocimiento, que no se produce solo a través del contacto de nuestras manos con los genitales. Usar un juguete ayuda a mapear el propio cuerpo, a representarlo mejor a nivel cerebral —porque más allá de la realidad tangible, también está la que visualizamos en nuestra cabeza, no menos importante—, a descubrir qué ritmos, intensidades y zonas nos excitan más con estímulos que no podemos reproducir por nosotros mismos.

Esto aumenta la autoconfianza y, al mismo tiempo y de forma indirecta, también mejora la comunicación con la pareja. Así que, si la masturbación no debería amenazar la seguridad de tu vínculo, los juguetes tampoco, porque no sustituyen, sino que multiplican la experiencia erótica compartida.

Desde el lado de la salud mental —de la que se lleva hablando muchos años en redes sociales— poco se menciona el impacto significativo que genera el uso de vibradores en nuestro equilibrio emocional y psicológico. Aquí aporto datos consistentes, más allá de mi opinión: la vibración en nuestros momentos de «autoamor» abre las puertas a entender la sexualidad como una actividad polifacética y flexible, donde el guion no importa y las normas sociales no tienen gran cabida. Eso nos permite exprimir nuestra creatividad y dejarnos fluir, acogiendo el placer tal y como lo sentimos, sin dudar de si está bien o es correcto.[27] ¿Resultado? Más placer, más sensación de recompensa y, automáticamente, más deseo.

Si esto es válido para todo el mundo, lo es aún más para las personas que experimentan ansiedad sexual o bloqueos emocionales con relativa frecuencia: el uso progresivo y en un entorno seguro de juguetes eróticos puede ayudar a desensibilizar miedos y a reconstruir la relación con el propio cuerpo.[28]

En pacientes con traumas, por ejemplo, un vibrador puede convertirse en una herramienta terapéutica controlada, capaz de devolver la sensación de seguridad sobre la propia sexualidad, de manera que la exposición al sexo y al placer sea gradual y en un entorno más controlado.

Ahora, yendo más allá de lo clínico, los juguetes, sobre todo, diversifican. No todo son vibradores, sino que el abanico en la juguetería erótica es extenso: los dildos y *plugs*, por ejemplo, abren la puerta a experiencias que rompen guiones tradicionales de placer, contemplando la posibilidad de explorar la penetración anal, redefiniendo roles de género —en el caso de los hombres cis hetero— y ampliando horizontes de disfrute en todo tipo de cuerpos.[29]

Por último, al igual que cualquier nueva práctica que sea deseada y consensuada, los juguetes contribuyen al bienestar relacional, con especial énfasis en parejas de larga duración, donde el sexo fácilmente puede caer en la monotonía. Introducir en la relación un vibrador o cualquier otro accesorio erótico puede generar un aire de juego, sorpresa y complicidad, componentes esenciales para avivar la llama y consolidar el vínculo romántico.

Por si fuera poco, su efecto colateral es facilitar la conversación sobre deseos y fantasías, un punto que muchas veces evitamos por miedo a sentirnos juzgados, incluso —y sobre todo— en relaciones largas, que es donde nuestro rol está más consolidado y el juicio se siente más severo.

En definitiva: los juguetes eróticos no son simples accesorios, son herramientas de placer, salud y empoderamiento. Su eficacia está respaldada tanto por la investigación clínica como por la experiencia cotidiana, reduciendo el dolor, aumentando el deseo, mejorando la calidad de los orgasmos, ampliando el repertorio sexual y favoreciendo la intimidad compartida.

Derribar los mitos que los rodean es crucial para integrarlos como parte natural y positiva de nuestra vida erótica. Porque, al final, no se trata de si necesitamos o no un juguete, sino de entender que tenemos derecho a todas las herramientas posibles para expandir nuestra sexualidad y sentir genuina curiosidad hacia esta esfera tan maravillosa.

Ejercicio práctico: Masturbación con juguete erótico

Escoge tu juguete erótico favorito y haz este ejercicio para conectar más conscientemente con el placer y tus zonas erógenas.

• Fíjate un objetivo antes de comenzar, que no sea necesariamente alcanzar un orgasmo rápido, sino explorar ritmos, sensaciones y reacciones corporales con el juguete.

• Dedica unos minutos a la estimulación externa y superficial de la zona, para aumentar la sensibilidad y reconocer qué zonas responden mejor a ese impulso.

• Introduce pausas conscientes: retira el juguete durante unos segundos y observa cómo cambia la excitación; esto ayuda a soltar la urgencia de «llegar», a tolerar mejor la intensidad y hacer que nuestro umbral de placer se vuelva más flexible.

• Varía la presión y la velocidad de forma deliberada, incluso de maneras que no resulten automáticamente placenteras, para descubrir nuevas formas de disfrute y comprobar hasta dónde puede llegar tu cuerpo.

• Al finalizar, en lugar de cortar de golpe, reduce gradualmente la estimulación y observa las sensaciones residuales en el cuerpo, integrando la experiencia. Si sigues estimulando la zona, ¿podrías conseguir otra dosis de placer o te resulta demasiado sensible? ¿Qué partes de tu vulva/vagina sienten más? ¿De qué manera se dispara el placer? ¿Has desconectado en algún momento?

2
El placer compartido

Aterrizamos ahora en una de las esferas más inexploradas de la sexualidad, por lo menos cuando nos educan en ella: el placer compartido, más allá de las prácticas, las técnicas y las precauciones (eso, aparentemente, preocupa más que todo lo demás).

Cuando hablamos de placer compartido entramos en un terreno fascinante y, a la vez, complejo: el encuentro entre dos —o más— cuerpos, deseos, vulnerabilidades y, sobre todo, expectativas.

Muchas veces descubrimos que lo que en soledad nos resulta natural, fluido e incluso fácil, en compañía se convierte en un escenario lleno de dudas, bloqueos o exigencias; de hecho, es frecuente en consulta ver cómo hay personas que se sienten infinitamente más cómodas en el sexo a solas que en el compartido o, incluso, en encuentros esporádicos antes que en los que se dan en pareja estable. Y, a la inversa, hay quienes solo logran conectar con el placer en relación con otro cuerpo, como si el deseo necesitara de ese espejo para manifestarse. Estar a solas con nuestra cabeza a veces, para algunas personas, no es el mejor de los planes.

En este contexto, emergen preguntas inevitables: ¿por qué parece que las mujeres disfrutan menos del sexo que los hombres? ¿Por qué persiste la brecha de placer y orgasmo? Y también, ¿por qué todo pasa por el coito como si fuese «la» medida para valorar si ha habido sexo y si ha sido bueno?

Explorar el placer compartido significa cuestionar estas narrativas y redescubrir formas más amplias de intimidad. Vamos allá.

¿Por qué me cuesta más disfrutar con otra persona que a solas? (o viceversa)

¿Y si te digo que hay una explicación muy sencilla detrás de esta pregunta? Y no, no es que ya no le intereses a tu pareja ni que algo esté mal entre vosotrxs. Muchas veces la dificultad para disfrutar en compañía no tiene que ver con el deseo hacia la otra persona ni con que la relación esté en un punto crítico, sino con dinámicas psicológicas, emocionales y relacionales que aparecen solo en el entorno de intimidad compartida (un contexto de los más vulnerables que podemos experimentar).

Cuando estamos a solas, el foco suele estar puesto en la sensación inmediata: conocemos el mapa de nuestro propio cuerpo, sabemos lo que funciona y lo que no, y no tenemos que negociar ni explicar nada, además de que nos podemos tomar todo el tiempo necesario para que tengamos o no un orgasmo. Pero en pareja, la cosa cambia radicalmente. Ese mismo escenario se llena de matices, exigencias, presiones y miedos que pueden desconectarnos del placer y vincularnos con la inseguridad.

Uno de los obstáculos más comunes a la hora de disfrutar más en pareja versus a solas es la preocupación por el tiempo: cuánto tardas en excitarte o en alcanzar el orgasmo, y la idea de que tus tiempos podrían estar generando aburrimiento o agobio en la otra persona y que por ello temas que se desencante de ti...

Esa ansiedad respecto al desempeño roba espacio a la sensación y coloca el placer en una carrera contrarreloj, en la cual te exiges reducir los tiempos, con el resultado contraproducente de extenderlos aún más.

De forma parecida, aparece la presión de la autoimagen y el miedo al juicio: ¿me estará viendo poco atractivx? ¿Le gustará cómo lo hago? ¿Me comparará con alguien? Estos pensamientos intrusivos, lejos de ser superficiales, están más presentes que nunca cuando el sexo lo compartimos, porque nos sitúan en el rol de «evaluadxs» en lugar de permitirnos ser meros «sujetos de placer».

Otras veces, sin embargo, la dificultad no es algo que acarrees tú con tus creencias, sino que se halla en la dinámica compartida: tu pareja puede estimularte de una forma que no disfrutas o centrarse demasiado en su propio rendimiento, olvidando si realmente estás conectando con lo que ocurre. Otras veces, la obsesión se da al revés: está tan pendiente de que llegues al orgasmo que convierte la experiencia en un objetivo, en lugar de un proceso mínimamente placentero.

En ese contexto, guiar o proponer cambios se vive como un riesgo: ¿y si se lo toma mal? ¿Y si hiero sus sentimientos?; estas son las dudas que me trasladan más en mi consulta. El miedo a romper la armonía es más fuerte que la necesidad de ser sincerxs con nuestra pareja sexual.

Si nada de esto es lo que estás experimentando, puede ser que concretamente tú necesites explorar otras prácticas, introducir juguetes o abrir nuevas formas de intimidad. Pero con frecuencia el temor a la reacción de la otra persona bloquea esa conversación (o la aplaza al infinito).

Así, el deseo de experimentar se queda atrapado en la fantasía y nunca pasa a la práctica. Y, finalmente, un factor muy frecuente que se queda demasiadas veces en la sombra es la renuncia a fantasear durante el sexo compartido, práctica más que aceptada en solitario.

Muchas personas sienten que tener fantasías en pareja es una traición (en algún momento lo hemos mencionado ya), cuando, en realidad, puede ser una herramienta poderosa para intensificar la excitación y expandir el placer, ya que mente y cuerpo están alineados.

Del mismo modo, hay momentos en los que el sexo no es lo que necesitamos, pero confundimos la relación íntima con el amor. A veces buscamos ternura, compañía, escucha, y, al forzarnos a tener relaciones cuando el cuerpo nos pide otra forma de conexión, el placer no aparece ni por asomo. Y si aparece, nos quedamos con una sensación rara, quizás contradictoria.

Básicamente, y para que lo tengas bien claro, disfrutar a solas o en compañía activa mecanismos y dinámicas psicológicas diferentes.

En soledad, la autonomía y el conocimiento propio facilitan el disfrute sin sentir el miedo a la mirada de la otra persona; en pareja, sin embargo, se entrelazan emociones, conexiones, expectativas y miedos que pueden multiplicar la diversión o entorpecerla. ¡Por eso es tan importante contar con ambas prácticas entre nuestros hábitos!

Me siento más cómoda en encuentros esporádicos (o al revés)

A diferencia de lo que se suele pensar, el sexo esporádico tiene una carga particular, por muy ligera y frívola que nos parezca la experiencia. En teoría, al no haber demasiado compromiso, se podría leer como una experiencia centrada en el placer del momento. Sin embargo, muchas personas lo viven con un grado de presión mucho mayor que el de las relaciones estables. ¿Por qué? Porque sentimos que tenemos que «dar la talla»; causar una buena impresión es casi tan importante como pasarlo bien.

Así, de repente, el encuentro se convierte en un escenario de demostración de aptitudes: preocuparse por cómo se ve el cuerpo, si se es «atractivx», si la otra persona disfrutará lo suficiente, si se alcanzará el orgasmo «a tiempo». La espontaneidad se diluye bajo la exigencia de que el sexo esporádico debe ser memorable y cinematográfico.

Y probablemente pienses: «Qué absurdo, si apenas me importa la otra persona» (por no decir que no te importa). Y esta duda no solo es inteligente, sino que también es indispensable: entender que no es la opinión de la otra persona lo que nos amenaza, sino la opinión que nos creamos de nosotrxs mismxs a través de la otra persona.

El sexo puede llegar a ser un espejo de nuestras inseguridades más arraigadas. Por lo tanto, si tus vulnerabilidades tienen más que ver con sentirte aceptada por hacer bien las cosas, las primeras veces con alguien y los encuentros esporádicos podrían tener más que ver con un cuadrilátero de boxeo que con una cama con maravillosas sábanas de lino.

Por otro lado, y aunque parezca mucho más cómodo y seguro, el sexo dentro de una relación estable tampoco es impermeable a la ansiedad. Si bien puede parecer más fácil porque hay confianza, complicidad y tiempo compartido, la cercanía emocional puede volverse un arma de doble filo. La intimidad, en lugar de ser un espacio libre, puede transformarse en un campo lleno de expectativas y de reconfirmación de que somos amadxs por nuestra pareja. Y surgen estos pensamientos: «Ya deberíamos conocernos de memoria». «¿Cómo es que no nos entendemos a estas alturas?» «Si no funciona, eso significa que algo en la pareja está fallando».

Así, lo que podría ser un terreno fértil para la exploración se siente, a veces, el contexto perfecto para evaluar nuestra calidad como parejas, la salud del vínculo y si de verdad somos compatibles. Divertidísimo, ¿no? El sexo ahora no es un *ring* de boxeo, sino que se transforma en un termómetro emocional, cargado de la exigencia de funcionar siempre como una prueba de amor o de sintonía.

Así que, no importa si se trata de encuentros esporádicos o de toda una vida sexual en pareja, el verdadero desafío no está en la situación, sino en la mente. El obstáculo, de hecho, no es el otro, ni siquiera el tipo de relación íntima que estamos teniendo, sino el diálogo interno que juzga, mide y compara. Y, sobre todo, que emite una sentencia: no eres lo suficientemente buenx y la otra persona lo verá.

En los encuentros esporádicos, esa voz exige rendir y ser deseable a los ojos de tu pareja sexual; en los vínculos estables, demanda consistencia, novedad o prueba de amor.

Esta reflexión me lleva a plantearte una pregunta clave, que puede ser un punto de inflexión en tu vida: ¿de qué necesita desprenderse tu mente para disfrutar más? Quizá sea el miedo a no ser suficiente, la necesidad de control, la expectativa de que el placer debe ocurrir de cierta manera para que la otra persona quiera estar contigo o la creencia de que el sexo es una prueba de valor personal.

Te doy un consejo práctico para comenzar a deshacerte poco a poco de estas presiones: antes de tu próxima cita, ya sea con alguien que acabas de conocer o con tu pareja de años, toma unos minutos para respirar y relajar las expectativas. Recuerda que el objetivo no es rendir ni impresionar a ningún público, sino explorar y conectar (de eso se trata a la hora de tener buen sexo, como habrás aprendido a lo largo de estas páginas). Enfócate más en la curiosidad que en el desempeño y pregúntate: ¿qué sensación nueva puedo descubrir? Cuando la atención se centra en la experiencia y no tanto en el resultado, la presión ya no tiene mucho sentido, y ya verás cómo se esfumará.

Ejercicio práctico: Diferencias entre sexo esporádico y en una relación estable

Escribe en una columna «Sexo esporádico» y anota:

- ¿Cuánto pesa la atención a la imagen corporal y la actuación?
- ¿Qué lugar ocupa la validación externa (gustar, ser atractivx, no ser juzgadx)?
- ¿Qué ansiedades aparecen relacionadas con la primera impresión o la comparación con otras posibles experiencias de esa persona?
- ¿Qué disfruto especialmente de este contexto (novedad, intensidad, anonimato, libertad)?

Escribe en otra columna «Sexo en una relación estable» y anota:

- ¿Cuánto pesa la necesidad de seguridad emocional y de sentirme queridx?
- ¿Qué miedos aparecen ligados al vínculo (ser suficientemente buenx, no decepcionar, ser comparadx con el pasado de la pareja)?
- ¿Qué me da confianza en este contexto (intimidad, comunicación, complicidad)?
- ¿Qué disfruto especialmente aquí (profundidad, experimentación, afecto)?

Comparación y síntesis:

- Señala en qué contexto aparece más el miedo al juicio físico o a la actuación.
- Señala dónde surge más la preocupación por el vínculo, la aceptación y el amor.
- Elige una cosa que te gustaría trasladar de un contexto a otro (por ejemplo: la libertad del sexo esporádico a la relación estable, o la seguridad del vínculo a un encuentro esporádico).

¿Las mujeres tienen menos placer y orgasmos?

Te habrás preguntado o incluso habrás asumido más de una vez que las mujeres y quienes nacen con vulva tienen menos posibilidad de sentir placer con respecto a quienes tienen pene. Pero ¿es verdad que con vulva tienes más dificultad para sentir placer y orgasmos?

Las investigaciones indican que las mujeres cis y cualquier persona con vulva, en comparación con las que tienen pene, experimentan menos placer y menos orgasmos en sus encuentros sexuales. Pero detrás de esta realidad no hay una biología desfavorable ni un cuerpo «más difícil» de descifrar, sino una densa red de factores sociales, culturales y educativos que han silenciado el placer femenino durante generaciones y que, por ende, dificultan que se produzca. Esto ya me lo habrás oído antes.

A menudo se habla de la brecha del orgasmo como si las mujeres estuvieran menos predispuestas al goce, cuando en realidad cualquier cuerpo tiene un potencial inmenso de placer, con un órgano como el clítoris diseñado exclusivamente para ese fin. Por no mencionar que pene y clítoris son prácticamente el mismo órgano con funcionamientos mucho más parecidos de lo que imaginamos. Así que para resolver la duda te digo que el problema no está en la anatomía, sino en la manera en que la sociedad condiciona la relación de las personas con su propio deseo, según su colectivo.

Uno de los grandes frenos es el dolor. Muchas personas que tienen vulva y vagina reportan molestias o dolor durante las relaciones sexuales, especialmente cuando estas se centran exclusivamente en la penetración. El dolor puede surgir de la falta de excitación suficiente, dificultades como la sequedad vaginal, disfunciones pélvicas o trastornos que se ignoran o se minimizan. Sin embargo, demasiadas veces el malestar se normaliza y se integra como parte de la experiencia erótica; se transmite la idea de que «así es» o que «hay que aguantar». Esta resignación refuerza la brecha del placer y la idea errónea de que el cuerpo femenino es complicado o inaccesible.

En realidad, las mujeres no tienen menos capacidad para disfrutar que los hombres. Lo que ocurre es que viven en una sociedad más castrante para ellas, donde se habla poco del clítoris, se fomenta la vergüenza sobre la masturbación femenina y la autoexploración, y se les enseña a priorizar la satisfacción ajena sobre la propia. Complacer en lugar de sentir placer.

¿Acaso en una sociedad donde no se enseña a leer a parte de la población, mientras a la otra se le refuerza esta habilidad, el problema se encuentra en la capacidad intelectual de ese grupo analfabeto por obligación? ¿O realmente reside en no haber estimulado esa habilidad creando un entorno favorecedor y propicio?

Olvídate de que si tienes vulva tendrás inevitablemente menos orgasmos y dedícate a construir una vida sexual rica y feliz, más allá de los estereotipos de género, hechos y pensados para ejercer control y opresión.

3

Problemas que afectan a tu placer (cuando tienes sexo con alguien)

Habituación sexual

La habituación sexual es algo en lo que podemos incurrir todxs como parejas e individuos y, probablemente, te haya pasado. Con este término nos referimos a un fenómeno (absolutamente natural) que ocurre cuando la exposición repetida a los mismos estímulos y prácticas sexuales provoca una disminución de la excitación y del placer con el tiempo.

No significa que el sexo sea aburrido ni mucho menos que la relación esté condenada al estancamiento, sino que los cuerpos y cerebros están diseñados para acostumbrarse a cualquier estimulación repetitiva, sencillamente como cuando nos acostumbramos a conducir o ir en bici y ya ni nos planteamos cómo se hace ni si nos gusta.

La dopamina, el neurotransmisor vinculado a la recompensa y el placer, disminuye su respuesta cuando los estímulos se vuelven predecibles, y esto puede traducirse en menor deseo, orgasmos menos intensos o simplemente la sensación de que «ya no es lo mismo que al principio». Por el contrario, ante una novedad o un estímulo inesperado, ¡pico de dopamina!

El impacto de la habituación sexual puede ser especialmente evidente en relaciones largas, sobre todo después de los dos años, o con encuentros íntimos monótonos, donde la excitación se centra en ciertos patrones que se repiten constantemente y/o en el mismo órden. El coito, por ejemplo, puede volverse predecible y dejar fuera la exploración de nuevas zonas erógenas, fantasías o juguetes sexuales.

Cuando en mi consulta acude una pareja alegando que se siente aburrida con sus relaciones sexuales, suelo preguntar qué prácticas se realizan y en qué órden. La respuesta suele ser parecida, o directamente la misma, para casi todas las parejas (por lo menos las heterosexuales): algún beso apasionado, tocamientos, sexo oral y penetración. Estoy segura de que antes de leerla, ya te sabías la respuesta, por predecible.

Esta situación no indica que haya un «problema» con la pareja, sino que el cerebro y el cuerpo necesitan la innovación para mantener la respuesta sexual viva. Algo de efervescencia y efecto sorpresa, en resumidas cuentas.

Superar la habituación sexual implica introducir variedad y curiosidad en la vida sexual de la pareja, como parte del cuidado de la relación, independientemente de que a eso se acompañe tener más o mejor sexo.

Experimentar con diferentes posturas, juegos de rol, exploración del cuerpo de la pareja sin enfocarse únicamente en el orgasmo ni en la penetración, incluir juguetes eróticos y actividades que ayuden a conectar emocionalmente —como masajes relajantes, besos, planes de ocio o seducirse fuera de la cama, en entornos completamente diferentes a los que solemos escoger para tener sexo— son medidas que pueden reactivar la excitación y el vínculo de manera exponencial.

Por otro lado, un ejercicio paralelo consiste en romper con la presión del rendimiento: cuando la meta principal deja de ser el orgasmo y pasa a ser el disfrute compartido y la curiosidad hacia la otra persona y sus necesidades, la respuesta sexual mejora de manera notable. Por no mencionar el deseo.

Pero no todo pasa por cambiar las conductas sexuales; implica, ante todo, fomentar el diálogo, ya que la habituación sexual tiene un componente psicológico. Las expectativas rígidas sobre cómo debe ser el sexo, o la falta de comunicación sobre lo que realmente genera placer, pueden amplificar el efecto de la habituación y mantenerlo a lo largo del tiempo. Por lo tanto, abrir espacios de conversación sobre fantasías, deseos y límites no solo permite innovar, sino que actúa como antídoto frente a la monotonía que poco a poco acaba con las ganas.

Debes entender la habituación sexual como un fenómeno biológico natural al que se le puede sacar provecho y convertir en una oportunidad para descubrir nuevas formas de jugar en pareja y conectar. Solo de esta manera el sexo se puede volver algo enriquecedor en lugar de una actividad mecánica cuya única finalidad es tener un orgasmo (y una recompensa para el ego de una de las dos personas).

Reinventar la sexualidad dentro de la pareja y aprender a valorar la curiosidad y el juego por encima de la repetición es la clave de las relaciones sexualmente felices y satisfechas.

Ejercicio práctico: Planificación de la intimidad

Este ejercicio en pareja tiene el propósito de ampliar la variedad de prácticas eróticas, a la vez que el vínculo se fortalece y se construye una mejor percepción de complicidad, planeando momentos de intimidad compartida.

- Haced un *brainstorming* de actividades íntimas (no necesariamente eróticas): una cita romántica, un masaje relajante, un beso apasionado, una película juntxs, *sexting*, prácticas sexuales poco habituales o inexploradas para vosotrxs, cocinar una receta nueva...

- Sentaos y consensuad las que a ambxs os hagan sentir cómodxs en este momento de la vida: la opinión de ambxs es igual de válida.

- Dibujad una tabla: en las filas escribiréis las prácticas que habréis escogido conjuntamente y, en las columnas, los días de la semana.

- Cada mañana poned una o más equis (si es que os apetece) en las actividades que os gustaría llevar a cabo ese día. Podéis concretar horas específicas para que se ajusten a vuestro calendario.

- Llevaréis a cabo solo las acciones que habléis y consensuéis ambxs, independientemente de las equis que hayáis marcado por la mañana: cambiar de opinión es totalmente válido.

Coitocentrismo y orgasmocentrismo

Una de las razones por las cuales no sentimos placer en pareja pero sí a solas se debe a un concepto que probablemente ya te suene: el coitocentrismo. Como su nombre indica, el coitocentrismo es esa creencia de que el sexo «de verdad» es la penetración pene-vagina y que todo lo demás es un complemento o un juego preliminar. Este mito reduce la riqueza de la sexualidad a una sola práctica, que no contempla siquiera el clítoris, y deja fuera una amplia gama de experiencias eróticas que pueden ser igual o más satisfactorias.

Lo verdaderamente limitante es colocar la penetración como el centro y la finalidad de todo encuentro. ¿Resultado? Todo es predecible, los juegos eróticos dejan de ser juegos y se vuelven patrones mecánicos, y no se estimulan partes del cuerpo capaces de amplificar la experiencia del placer.

Este enfoque no solo empobrece la vivencia erótica, sino que también genera muchísima frustración, especialmente en las mujeres, ya que está comprobado que la mayoría no alcanza el orgasmo únicamente con la penetración.

Sin embargo, el mensaje cultural insiste en que ese debería ser el camino principal hacia el placer, llevando a quien no experimente la satisfacción que se espera de ellxs a sentirse defectuosxs e insuficientes. Así, el coitocentrismo es el principal responsable de la enorme brecha de placer que tenemos a fecha de hoy y que refuerza roles de género desiguales.

De la mano del coitocentrismo aparece otro factor tan limitante como este, pero que probablemente conozcas menos: el orgasmocentrismo. Parecido al primero por su característica rígida, el orgasmocentrismo implica la idea de que el objetivo final de cualquier encuentro sexual debe ser el orgasmo. Creo que esto ya lo has oído de mis labios, ¿no?

Bajo este paradigma, el placer se convierte en una meta que hay que alcanzar de manera imperativa y no en un proceso subjetivo que puede disfrutarse de formas múltiples. Como es de esperar, cuando algo se impone genera presión, ansiedad y comparaciones constantes: si no hay orgasmo, parece que el sexo «no haya valido la pena».

El problema no está en el orgasmo en sí, que por supuesto es una experiencia maravillosa y deseable, sino en reducir toda la vivencia sexual a ese instante. Como si redujéramos entrenar para un maratón solo a ganarlo, sin considerar todo el esfuerzo, la constancia, la prestancia muscular que adquirimos por el camino y las amistades que, quizás, han acompañado este proceso.

Si todo se reduce a la meta, entonces el orgasmocentrismo contribuye a reforzar el control sobre la actividad sexual, a fingir orgasmos para evitar decepcionar a la pareja y a ocultar las propias necesidades, que tampoco encuentran su lugar en un espacio donde hay que cumplir.

Dicho de otra forma, pensar que el sexo «termina bien» solo cuando hay orgasmo refuerza dinámicas automáticas y resta espontaneidad, intimidad y complicidad.

Reconocer que el sexo no se limita a la penetración y que no siempre debe terminar en orgasmo nos permite enfocarnos en el placer como un proceso vivo, cambiante y compartido, donde la necesidad y la comunicación recobran espacio. En la práctica esto se traduce en explorar juegos sensoriales, prácticas no penetrativas, uso de juguetes, erotismo verbal, masajes, caricias o simplemente compartir intimidad sin un «final esperado».

Y sobre todo es importante entender que desmontar el coitocentrismo y el orgasmocentrismo no significa renunciar al coito ni al orgasmo, sino dejar de verlos como obligatorios y como meta única de los encuentros sexuales: significa recuperar la libertad de diseñar encuentros a nuestra medida.

Ejercicio práctico: Prohibición del coito

Esta técnica, utilizada en consulta sexual para mejorar las relaciones íntimas y la conexión emocional en la pareja dejando de lado la penetración, es frecuente y suele producir cambios rápidos y efectivos. Tu pareja y tú no deberéis realizar el coito, sino dedicaros a explorar otras formas de intimidad, como el contacto físico en otras zonas del cuerpo, los besos, las caricias y la comunicación emocional, entre otras.

- Exploración del contacto sin penetración: en lugar de enfocaros en el sexo con penetración, centraos en el placer de otras formas de intimidad: abrazos prolongados, masajes, besos profundos, caricias en distintas partes del cuerpo, excitación sin exigencia, juegos eróticos sin penetración (si no os genera ansiedad).

- La penetración está prohibida, asimismo el sexo que habéis tenido hasta ahora y os está dificultando vuestra intimidad de pareja.

- Reconexión emocional: es importante centrarse en el vínculo emocional y alimentar la intimidad. Estas son algunas preguntas para tu pareja que pueden ayudar a enriquecer la relación:
  o ¿Te imaginabas que tu vida adulta sería así?
  o ¿Qué es lo que más disfrutas conmigo? ¿Y al margen de mí?
  o Si pudieras pedir cinco deseos, ¿cuáles serían?
  o ¿Hay algo que te ilusiona particularmente en este momento?
  o ¿Hay algún *hobby* que te gustaría aprender y que nunca hiciste?
  o ¿Te gustaría pasar más tiempo con tus amistades?
  o ¿Hay algo que eches de menos de tu vida antes de conocerme a mí?
  o ¿Cuál dirías que es mi principal cualidad?
  o ¿Qué crees que te ha enseñado nuestra relación?

(In)comunicación sexual

La comunicación es la herramienta que construye una complicidad sexual en la que hay profundo entendimiento y sintonía; su ausencia actúa como uno de los mayores saboteadores del placer en pareja.

Muchas personas creen que hablar de sexo «mata la magia» o lo vuelve algo demasiado técnico, bochornoso y, por ende, innecesario, cuando en realidad la chispa salta cuando fluye la información entre dos personas. Compartir gustos, miedos y necesidades abre la puerta a un erotismo auténtico, donde es más fácil participar y aprender de nosotrxs y de la otra persona. No comunicar lo que gusta o lo que incomoda lleva a dinámicas repetitivas y, a menudo, a fingir satisfacción para evitar conflictos, creando un patrón cronificado del cual es difícil salir.

La evidencia científica en este sentido es esclarecedora: la comunicación sexual es un predictor significativo de la satisfacción, tanto sexual como relacional.[1] No basta con ser una pareja que «se comunica bien» en lo cotidiano, también hay que incluir conversaciones en la esfera íntima, ya que la comunicación sobre temas generales no garantiza que haya satisfacción erótica. Lo que realmente marca la diferencia es la comunicación sexual más o menos explícita y adaptada a la pareja, para que con el tiempo pueda desarrollar su lenguaje, en el cual la ambigüedad tenga cada vez menos espacio.

En el caso de que te preguntes si es verdaderamente necesario pasar por diálogos incómodos, la respuesta es sí. Porque hablar de sexo impulsa la excitación, facilita el orgasmo, genera complicidad y reduce los problemas sexuales a largo plazo por el simple hecho de que las inseguridades ocupan menos espacio en el entorno erótico y la transparencia le da sentido a todo.

Por parafrasearlo con un ejemplo, en lugar de comernos la cabeza con dudas como «¿Se estará agobiando dedicándole tanto tiempo a mi placer?», nos centraríamos más en sentir y, finalmente, guiar a nuestra pareja en maneras o prácticas más placenteras con frases de este tipo: «Me encanta que lo hagas así», o, por qué no: «Una pausa. Prefiero cambiar de postura, me estoy agobiando porque estoy tardando mucho y no quiero que te canses». ¿Produce esto incomodidad? Quizás la primera vez sí, pero con la apertura al diálogo y la práctica, la palabra será una herramienta más en tus relaciones.

La ciencia habla claro y ha observado que las mujeres cis que expresan más sus gustos tienen más probabilidades de alcanzar el orgasmo con frecuencia, mientras que los hombres cis experimentan niveles más altos de satisfacción y frecuencia sexual cuando hay más comunicación. De la misma manera que nos sentimos más conectadxs con nuestra pareja si conversamos de temas que van más allá del día a día, ¿verdad? El nivel de profundidad que se alcanza a la hora de conocer con más detalle a la otra persona hace que te sientas más especial en su vida.

Y aquí quiero aclarar una cosa para que no se generen malentendidos: comunicación sexual no significa únicamente *dirty talk* (decir cosas sexualmente explícitas) ni se limita al momento del encuentro erótico, sino que puede ser previa, como herramienta para generar vínculo y anticipación, y posterior, como espacio de *feedback*, cuidado y autoconocimiento mutuo.

Por ejemplo, después del sexo, en un momento que en sexología llamamos *aftercare* y al que ya nos hemos referido, comunicarnos acerca de lo que nos gustó y cómo nos sentimos. Esta práctica es superinteligente y recomendable, ya que no sentimos presión sino relajación y probablemente más intimidad con la pareja.

Además, esta comunicación no siempre tiene que ser necesariamente verbal, sino que cada vínculo puede encontrar formas creativas y cómodas de intercambiar información y emociones. Lo importante no es el formato ni el estilo, sino la existencia de un espacio seguro para hacerlo, en las modalidades que sean comprensibles para todxs.

Imagínate cómo sería salir a cenar con una persona y pedirle sus platos sin saber qué le apetece ese día, si tiene intolerancias, si detesta algún sabor… Con el sexo pasa lo mismo, nuestros gustos eróticos son tan individuales y particulares como los culinarios.

Para darle placer a tu pareja sexual es importante tener información sobre cómo y con qué disfruta, y para hacerlo puedes optar por fórmulas sencillas, que suenen naturales. ¡Recuerda que preguntar por el placer de la otra persona es sexi! Aquí te sugiero unas cuantas frases; son solo una guía, haz tú las tuyas.

Antes de las relaciones sexuales:
- Me encantaría tener un momento de intimidad contigo hoy, ¿te apetecería?
- ¿Tienes ganas?
- Me apetece mucho tener sexo contigo. ¿Crees que encontraremos un momento esta semana/finde/mes?
- Llevo pensando todo el día en tocarte. ¿Te gustaría que lo hiciese? ¿O prefieres una serie/cenita/mimos?
- ¿Te apetece tener un ratito a solas esta tarde?

Si te resulta incómodo verbalizar estas frases, puedes optar por utilizar mensajes o notas y así generar tensión sexual.

Durante las relaciones sexuales:

- ¿Quieres que siga así?
- ¿Te gusta aquí?
- ¿Más lento? ¿Más fuerte?
- Me pone mucho que me guíes.
- Enséñame cómo te lo haces a ti mismx.
- ¿Prefieres que siga o que pare?
- ¿Necesitas una pausa o te apetece seguir?
- ¿Estás relajadx o necesitas que paremos?
- ¿Quieres acabar o estás bien así?
- Tómate todo el tiempo que necesites, relájate.

Si te resulta incómodo hablarle en el momento de la relación sexual, puedes preguntarle después, cuando estéis aún en un momento de intimidad, pero ya sin presiones. A medida que la vayas practicando, esta comunicación se volverá cada vez menos artificiosa, hasta convertirse en un hábito natural.

Aburrimiento

Una de las señales que en consulta me alertan de que una relación está atascada es el aburrimiento en la cama. Muchas veces se traduce en menos deseo e iniciativa sexual por una o ambas partes, aunque es fácil que de primeras la pareja no crea que el problema provenga de que su vida sexual en común ya no es estimulante.

Para aclararlo desde el principio, el aburrimiento sexual no significa necesariamente que la relación esté condenada, sino que, de alguna manera, nos hemos quedado atrapadxs en un guion demasiado predecible.

Igual que ocurre en la vida cotidiana, cuando todo se repite y nada sorprende, la sensación de estar desconectadxs del presente invade también la intimidad: es la experiencia de sentirse atrapadxs en un «aquí y ahora» que no motiva y que se siente interminable. En el terreno erótico, se ha definido como la tendencia a sentirse aburridx con los aspectos sexuales de la vida o con un sexo rutinario, plano y repetitivo.[2] No sorprende entonces que una de las fantasías eróticas más comunes sea la novedad.

Las causas más frecuentes de aburrimiento que se han identificado en parejas, tanto casadas como en citas estables, son la falta de sexo, que el sexo sea siempre igual, la falta de interés sexual o directamente la vivencia de «mal sexo».[3] Recogiendo este último punto, si el sexo que tienes no te satisface, es mucho más que probable que te aburras en tus encuentros y, por eso, tus ganas acaben desapareciendo. ¿A quién le gusta ver una peli mala una y otra vez?

En estas situaciones, por lo general, se tiende a culpabilizar al vínculo en sí y buscar ahí las explicaciones de una vida erótica estática, aunque lo cierto es que los estudios muestran que lo que suele aparecer en paralelo al aburrimiento es un deseo no satisfecho de novedad erótica, acompañado de la incapacidad o resistencia a poner en práctica esos cambios que romperían con la rutina.[4]

El impacto del estancamiento es más grande de lo que solemos pensar: el aburrimiento sexual se asocia con menos excitación, menor deseo global e incluso con menor probabilidad de alcanzar orgasmos.[5] Por el contrario, las personas que se sienten más estimuladas por su rutina sexual en pareja suelen ser las mismas que introducen más variedad en sus relaciones y experimentan más satisfacción en sus juegos.[6]

Por eso, de acuerdo a mi experiencia en consulta, toparse con el aburrimiento, más que ser una catástrofe es una oportunidad valiosísima para generar dinamismo y revisar las costumbres eróticas que se han sedimentado a lo largo de los años de relación. Lo que me gusta repetirle a mis clientes es que el sexo, como la comida, no es solo supervivencia ni una mera descarga física, sino que sobre todo es experiencia, disfrute, creatividad y anticipación.

Probar cosas nuevas no implica hacerlo todo, ni todo el rato ni mucho menos sobrepasar límites, sino explorar con curiosidad aquello que despierte interés y confianza. Y si estás pasando por un momento que consideras aburrido eróticamente, lo fundamental es distinguir qué causa está detrás del aburrimiento: ¿es la rutina?, ¿la frecuencia?, ¿la desconexión emocional? Y, una vez enfocado el epicentro del problema, decidir en pareja cómo abordarlo, desde el punto de vista estratégico. Como si fuese un proyecto estancado en el ámbito profesional.

Por mi vivencia, la mayoría de las veces bastan pequeños cambios para producir una gran evolución: variar los escenarios, planificar, introducir prácticas diferentes, hablar más abiertamente de lo que se desea o incluso dar espacio a juguetes como aliados de la creatividad. Por supuesto, cuando las herramientas en pareja no alcanzan su propósito, la ayuda profesional puede ser clave para recuperar la vitalidad sexual sin que el vínculo se vea contaminado.

Discrepancia del deseo sexual

«Mi pareja y yo tenemos niveles de deseo completamente diferentes. ¿Somos compatibles?»

Si te dijese cuántas veces he escuchado esta duda en la consulta, te quedarías de piedra. O quizás no, porque es la misma duda que tienes tú. Así que voy a desglosar uno de los temas más comunes en consultas de pareja: la asimetría del deseo.

En sexología, llamamos discrepancia del deseo sexual a cuando los niveles de libido entre los miembros de una pareja no coinciden; es una de las causas más frecuentes de conflicto y frustración en la sexualidad compartida. Conlleva muchas emociones y, casi siempre, las interacciones íntimas se ven profundamente abandonadas y afectadas.

Para empezar, no se trata de un problema moral ni de una falla de la relación, sino de un fenómeno absolutamente natural influido por factores biológicos, emocionales y sociales; el deseo sexual fluctúa a lo largo del tiempo, dependiendo del estrés, la salud, los ciclos hormonales, la calidad del sueño y la intimidad emocional, por lo que es normal que nunca coincida al cien por cien. De hecho, las oscilaciones en el deseo ocurren constantemente, incluso dentro de un mismo día y por circunstancias del todo diferentes. Para que te sientas más tranquilx, un 80 por ciento de las parejas experimentan discrepancia del deseo a lo largo de su vida.[7]

El verdadero problema no es la diferencia en la motivación erótica —que *per se* no es siquiera un problema—, sino lo que puede llegar a generar en el vínculo si no se gestiona desde el cuidado mutuo: sentimientos de rechazo, culpa, frustración o presión por parte del miembro con mayor deseo, mientras que el de menor deseo puede sentir obligación o ansiedad por satisfacer a su pareja. O sea, una pescadilla que se muerde la cola.

La situación se complica si no hay comunicación clara sobre las necesidades y los límites, ya que la pareja suele malinterpretar la ausencia de interés sexual como desamor o falta de atracción, con un importante impacto en su autoestima. Realmente, el problema no se da por no tener ganas de sexo, sino por dejar de conectar con las emociones de la pareja.

Gestionar la discrepancia del deseo implica reconocer que no hay culpables y que ambos cuerpos y mentes tienen ritmos diferentes, ¡y que es totalmente natural! ¿Acaso alguien tiene el mismo nivel de sueño, hambre, pasión por la lectura, sed… que su pareja, todo el rato? Las estrategias prácticas que propongo para gestionar esta situación desde un lugar más sano y resiliente incluyen: momentos íntimos sin expectativa, seducción y erotización del vínculo sin obligación a tener relaciones, planificación de la intimidad para armonizar los recuerdos compartidos, negociación de prácticas que generen placer para ambxs, y separación entre deseo y rendimiento (el sexo no debe convertirse en una obligación).

Cuanto antes comprendas y aceptes estas diferencias, antes se fortalecerá la relación y será posible que el placer compartido se mantenga vivo a pesar de los distintos niveles de libido.

Ejercicio práctico: La caja del deseo

Este ejercicio os ayudará a sincronizar vuestra motivación sexual, viéndola como un espacio abierto a múltiples escenarios, que no pasan necesariamente por la cama.

- Coged una caja y, a lo largo de una semana, cada unx introducirá papelito/s con deseos y fantasías eróticas: pueden ser bizarras, realistas, sencillas, elaboradas o improbables y referirse a aspectos como prácticas, lugares, posturas, juegos, juguetes, *dirty talk*, juego de roles…

- Pasada la semana, sentaos y extraed un papelito a la vez.

- Leed vuestras fantasías y deseos en voz alta.

- Comentad cuáles llevaríais a cabo, cuáles dependiendo de las circunstancias y cuáles definitivamente no.

$\rightarrow$

> - Negociad y, si queréis, planead cuál será la próxima novedad en vuestra intimidad erótica.
>
> El objetivo no es probar de todo, sino pensar en el sexo de manera diferente a la habitual, generar expectativa y curiosidad, y crear un espacio íntimo dónde compartir deseos. Además, hablaréis de consentimiento, límites y necesidades.

Patrones de iniciación sexual diferentes

Hay un aspecto de la sexualidad que es determinante a la hora de producir deseo en la persona y en la pareja. Probablemente sea de los ejes más cruciales y, hoy en día, no me explico cómo la ciencia se ha centrado tan poco en ello y le ha dedicado un número tan reducido de estudios. El caso es que, desde que lo descubrieron, los expertos se están poniendo las pilas para investigar más (aunque la investigación sexológica, especialmente si se refiere a las mujeres, parece ser menos importante que otras).

La forma en que empezamos a tener un encuentro sexual en pareja parece, a primera vista, algo trivial, pero es uno de los factores más importantes a la hora de encender o apagar el deseo; la iniciación no es un simple preámbulo, es el interruptor que apaga nuestro cerebro racional y activa nuestro cerebro erótico, el momento donde se define si entramos en sintonía o nos desconectamos de la otra persona. Es algo mínimo, pero crucial.

Lo curioso, y que probablemente no te hayas planteado hasta ahora, es que no todas las personas reaccionamos igual a la manera en la que una pareja nos propone tener relaciones íntimas: lo que para unx puede ser excitante para otrx puede resultar indiferente o incómodo, y esta diversidad es previsible, aunque pocas veces se hable de ella.

La sociedad nos ha propuesto miles de veces la misma imagen: arrebato de pasión, deseo inmediato e irrefrenable, sexo impulsivo y emociones a flor de piel. Baja el telón. Tras miles de repeticiones de la misma escena, es natural que acabemos asumiendo que hay una única forma «correcta» de iniciar un encuentro íntimo. Yo también lo pensaba hasta hace unos años.

Pero ¿qué ocurre cuando nuestra pareja no responde como esperamos a las insinuaciones eróticas? Lo más probable es que acabemos pensando que hay un problema de libido o que ya no nos desea. De repente nos encontramos transitando por dudas que nos producen dolor emocional, cuando la realidad es mucho más sencilla: lo que ocurre es un simple desencuentro de lenguajes eróticos.

Un estudio reciente se centró en esos lenguajes eróticos, que llamó patrones de iniciación sexual, e identificó cuatro principales: emocional, seductivo-exótico, sensorial y de rendición.[8]

Supuso un volantazo para la sexología porque, por fin, se estaba prestando atención a una conducta que tiene como propósito provocar excitación y motivación en la pareja: conocer los patrones, de hecho, nos ayuda no solo a entendernos mejor a nosotrxs mismxs, sino también a reconocer cómo se enciende el deseo de la otra persona.

Ahora te explico en detalle cuál es cada uno de ellos y, para que tengas una idea de lo que estoy hablando, imagínalos como los lenguajes del amor, pero en versión erótica.

El patrón emocional se activa con gestos románticos y afectivos como una conversación íntima, una mirada, palabras de amor, besos suaves y prolongados; se trata de una forma de iniciar el sexo en la que la conexión afectiva es el motor principal.

Tiene una resonancia especial en muchas personas que tienden a vincular el deseo sexual con el vínculo emocional de pareja.

El segundo patrón, el seductivo-exótico, incluye gestos explícitos de atracción: mostrar el propio deseo, usar ropa provocativa, adoptar un tono insinuante o decir directamente que se quiere tener sexo; este patrón está más presente en los hombres cis y encarna muchas de las normas culturales de seducción, como la seguridad en uno mismo y la puesta en escena. Aunque es poderoso para despertar excitación, puede generar choques cuando una de las dos personas necesita un inicio más emocional y se siente invadida.

El patrón sensorial es más insinuante y físico: se enciende con el contacto corporal, la proximidad, caricias, masajes, besos en el cuello, es un lenguaje del cuerpo acercándose al cuerpo. No necesita el habla, lo que lo hace útil en parejas con dificultades para manifestar el deseo mediante palabras, aunque puede generar malentendidos si la otra persona requiere verbalización para sentirse motivada.

El patrón de rendición, o de sumisión, está vinculado a dinámicas de intensidad y entrega: ceder el control, dejarse llevar, percibir rudeza o sensación de pérdida de control. Incluye dinámicas de poder consensuadas y pasión, y aunque históricamente se asocia más con mujeres cis (como decía en el ejemplo cinematográfico de antes), también es altamente respondido por hombres cis, desmontando estereotipos sobre la excitación masculina y ofreciendo nuevas posibilidades para la intimidad.

La relevancia de estos patrones no está en elegir el «mejor», sino en reconocer que cada persona tiene interruptores distintos para entrar en el espacio erótico. Si yo inicio la relación de una forma y mi pareja necesita otra, puede sentirse desconectada y abrir la posibilidad de rechazar ese momento de intimidad compartida.

De ahí que muchas veces confundamos falta de deseo con falta de sincronía, y que se perciban problemas donde solo hay desconocimiento de preferencias.

Otro hallazgo relevante es que estos patrones pueden cambiar fácilmente con el tiempo, algo que observo mucho en mis consultas. Al inicio de la relación, la novedad basta para activar el deseo, el cerebro erótico se mantiene encendido por química y excitación. Pero conforme la relación madura, los patrones de iniciación cobran más relevancia y lo que antes funcionaba puede dejar de hacerlo, no porque la atracción desaparezca, sino porque el cuerpo y la mente necesitan estímulos más específicos, lo que explica la disminución de frecuencia o satisfacción sexual reportada en los primeros años: no es una pérdida de deseo, sino falta de «actualización» a los patrones de iniciación erótica.

No reconocer esta diversidad puede llevar a que algunas personas sean evaluadas como de «bajo deseo sexual» cuando en realidad no se están atendiendo sus preferencias. En la vida cotidiana esto genera frustración y silencios: unx espera un tipo de inicio, otrx ofrece uno distinto, y ambos sienten que «algo no está funcionando».

Hablar de cómo nos gusta iniciar el sexo no debería ser un tabú, sino una de las conversaciones más útiles y reveladoras que podemos tener en pareja para descubrir nuestro idioma erótico y explorar cómo se comunica con el de la otra persona.

Por lo tanto, preguntarnos qué gestos nos encienden, qué tipos de inicio nos apagan y cómo comunicarlo sin miedo a herir ni parecer exigentes potencia la relación en lugar de restarle magia.

Al final, la iniciación sexual no es un simple arranque, es la llave que abre la puerta del placer compartido. Comprender que existen diferentes patrones nos permite ver el deseo como un lenguaje plural donde cada persona necesita un código distinto para conectar con su sexualidad.

Hazte esta pregunta la próxima vez que creas que con tu pareja el sexo no fluye: «¿Sabemos cómo encender el deseo juntxs?».

Problemas emocionales del vínculo

Aunque hayas aprendido que el sexo y las emociones no siempre van de la mano, déjame decirte que el sexo no se da en un espacio vacío, sino que siempre está imbricado en la relación emocional que tenemos con la pareja y en la relación con nosotrxs mismxs.

Por eso los problemas emocionales del vínculo repercuten directamente en el placer compartido y, en menor medida, también viceversa. La falta de confianza, los resentimientos acumulados, las heridas pasadas no resueltas o los celos pueden interferir en la capacidad de querer y disfrutar del sexo, generando una especie de «cortocircuito» que impide estar presente en el momento. Por eso no soy partidaria, en los problemas de pareja, de esas soluciones que obligan a dos personas a meterse en la cama, sin que antes pasen por «el salón de estar» a hablar de sus necesidades y problemas.

Cuando la relación atraviesa tensiones emocionales, la mente se ocupa de analizar, anticipar o defenderse en lugar de percibir sensaciones y experimentar placer. Es por ello que es tan habitual que el deseo disminuya y surjan bloqueos físicos como la dificultad para la excitación o la lubricación insuficiente, o incluso aparezca dolor durante las relaciones sexuales. El sexo apetece cuando la relación sentimental apetece o, no menos importante, cuando estamos bien con nosotrxs mismxs en ese momento de la vida: las emociones están siempre presentes.

Por otro lado, la otra cara de la moneda también nos sugiere que la intimidad física es útil para acercar a la pareja e identificar y abordar emociones pendientes. Pero hay que utilizarla con equilibrio.

La idea es separar las dimensiones: hablar y resolver conflictos fuera de la cama permite que el sexo recupere su función de disfrute y conexión. Y utilizar el sexo como espacio seguro para reconectar emocionalmente, mediante caricias, juegos sensoriales o abrazos prolongados antes del acto sexual, es buena forma de crear sinergias.

¿Cómo se sabe si empezar antes por una cosa u otra? Depende. La respuesta es individual, pero ante todo es importante crear una atmósfera de aceptación y cuidado mutuos, donde ambos miembros sientan que pueden expresar emociones, inseguridades y deseos sin miedo al rechazo.

Además, los problemas emocionales suelen amplificar otros bloqueos sexuales creando aún más discrepancia del deseo, incomunicación, o magnificando el efecto de patrones de iniciación distintos, que se sienten más graves si la relación emocional está tensa.

Entrenaos a reconocer esta interdependencia y pensad que atender a la relación emocional no solo mejora la calidad del vínculo, sino que también potencia el placer compartido y fortalece la intimidad sexual. El trabajo emocional activo, la búsqueda de un *feedback* y la comunicación abierta no son una pérdida de tiempo, sino la inversión más efectiva para que la sexualidad recupere su carácter lúdico, excitante y profundamente satisfactorio.

Expectativas

Si algo decepciona, son las expectativas. En el sexo, también.

El placer compartido se ve frecuentemente afectado por las expectativas que llevamos a la cama, desde nuestra cultura o de las fantasías que cosemos alrededor del erotismo. Estas pueden ser conscientes o inconscientes y abarcan desde la idea de cómo debería ser el orgasmo o cuánto tiempo debe durar el encuentro, hasta la percepción de cómo «debería» comportarse nuestra pareja en la cama.

Cuando las expectativas no se cumplen —que suele ser casi siempre—, se genera frustración, ansiedad y desilusión respecto a la propia capacidad de disfrutar del sexo, o de la capacidad de nuestra pareja de entender la situación.

Las expectativas suelen construirse a partir de la educación sexual, los medios de comunicación, las experiencias previas y los mitos culturales. Por ejemplo, el coitocentrismo del que hablábamos anteriormente, impone que el orgasmo vaginal o penetrativo es el indicador de éxito sexual, ignorando otras formas de placer y reduciendo la diversidad de experiencias satisfactorias.

Del mismo modo, el imperativo orgásmico y las comparaciones con experiencias pasadas o con representaciones idealizadas de la sexualidad pueden generar una presión innecesaria que bloquea la excitación y dificulta la conexión emocional con la pareja. Acabamos las relaciones y nos quedamos con una amarga sensación de inconclusión y un eco en la cabeza que recita lo siguiente: «Esto no es lo que yo quería». Para otrxs es algo más del tipo de: «¿Eso es todo?». Escoge tú mismx tu equipo.

Un enfoque útil para reducir el impacto de las expectativas es, ante todo, rebajarlas y, seguidamente, estar presentes en el aquí y ahora y no en lo que sería deseable que acabase siendo —nada de guiones sexuales—. Otra estrategia es dialogar sobre las expectativas de manera abierta, asegurándonos de que no sean presiones ocultas las que dificulten el disfrute.

Piensa que gestionar las expectativas no significa renunciar a la calidad sexual ni a los deseos propios, sino transformar la mirada hacia el placer en un proceso más permeable, consciente y libre de presiones, donde cada encuentro pueda ser exploración, en lugar de cumplimiento de un ideal preestablecido.

Conclusión

Y hasta aquí este viaje de descubrimiento hacia una sexualidad más feliz, plural y sana que la que vivías antes de leer estas páginas y que te ha acompañado durante demasiado tiempo.

Podría escribir otros miles de páginas más porque aún queda muchísimo por decir y aprender, pero, mientras tanto, espero haberte acercado un poco más a la sexualidad desde un terreno interesante y bonito.

Si quieres seguir ampliando tu conocimiento en sexualidad y descubrir más cosas sobre tu salud emocional conmigo, puedes hacerlo a través de mis redes sociales:

Que sepas que deshacerme de todas las creencias distorsionadas sobre el sexo y el placer para mí también ha sido un camino largo, pero ha valido la pena. Autodescubrirse bajo un prisma que te pone en el centro de tu placer y no como espectadora pasiva o complaciente es maravilloso. No te voy a ocultar que a veces ha sido un proceso turbulento, con alguna que otra sacudida emocional, pero en la mayoría de las ocasiones ha sido —y es— extremadamente emocionante.

Mi idea de este libro era que, en tu camino, que por circunstancias es este momento de tu vida, estuvieras acompañada por la ciencia y por una amiga, a quien su vocación por la salud emocional y sexual la impulsó a escribir casi 80.000 palabras sobre sexo (nunca habría pensado que ocuparan tantas páginas).

¿Sabes una de las cosas que más feliz me hacen en mi vida profesional? Cuando alguien, después de una sesión de asesoramiento sexológico o de pareja, se queda en silencio y suspira. Poder presenciar ese momento de liberación para mí es oro. Ojalá puedas tenerlo tú también leyendo alguna de estas páginas (qué pena no verlo).

Si te identificas conmigo en mi forma de entender el sexo y las relaciones, que sepas que no somos los únicos dos bichos raros en la sala, sino que, probablemente, tanto tú como yo merezcamos vivir una vida más feliz. Especialmente porque hemos crecido en un cuerpo socializado como femenino, y todo lo que conlleva es hostil en una gran mayoría de las veces. Por suerte, tus ganas de leer este libro e informarte más allá de la norma es lo que está cambiando el mundo.

Ha llegado la hora de seguir esta búsqueda del placer por otros canales, teniendo siempre a mano este volumen, porque, como se sabe, los libros nos ayudan a vivir la vida desde otros lugares, con otras posibilidades. Revísalo cuando lo necesites, yo estaré ahí.

Recuerda que tu forma de tener sexo y acercarte a él habla más acerca de tu relación contigo mismx, que de tu experiencia o tu técnica. Nunca eres insuficiente, tal vez solo necesites escuchar tus emociones.

Te deseo un camino lleno de curiosidad y, por supuesto, de placer.

Notas

Introducción

[1] David A. Frederick, H. Kate St. John, Justin R. Garcia *et al.*, «Differences in Orgasm Frequency Among Gay, Lesbian, Bisexual, and Heterosexual Men and Women in a U.S. National Sample», *Archives of Sexual Behavior*, 47, 2018, pp. 273-288.

[2] *Ibidem.*

[3] Olcay Cem Bulut, Dare Oladokun, Burkard M. Lippert y Ralph Hohenberger, «Can Sex Improve Nasal Function? An Exploration of the Link Between Sex and Nasal Function», *Ear, Nose & Throat Journal*, enero de 2021.

PRIMERA PARTE. EL PLACER EN EL CUERPO

1. La vagina y la vulva no son lo mismo

[1] John D. Nguyen y Hieu Duong, *Anatomy, Abdomen and Pelvis, Female External Genitalia*, StatPearls Publishing, Treasure Island (Florida, EE.UU.), 2021.

[2] Eveappeal.org.uk, 2022.

[3] Kimiya Asjadi, «Vulva not Vagina, Why Terminology Matters», British Society for the Study of Vulval Disease, 2023.

[4] Eveappeal.org.uk. 2022.

[5] David Veale, Ertimiss Eshkevari, Nell Ellison, Ana Costa, Dudley Robinson, Angelica Kavouni y Linda Cardozo, «Psychological characteristics and

motivations of women requesting labiaplasty», *BJOG: An International Journal of Obstetrics & Gynaecology*, 121(6), 2014, pp. 731-738.

[6] Vanessa R. Schick, Brandi N. Rima y Sarah K. Calabrese, «Evulvalution: The portrayal of women's external genitalia and physique across time and the current Barbie doll ideals», *Journal of Sexual Medicine*, 7(10), 2010, pp. 3306-3314.

[7] Ernst Gräfenberg, «The role of the urethra in female orgasm», *The International Journal of Sexology*, 3(2), 146, 1950.

[8] Alice K. Ladas, Beverly Whipple y John D. Perry, *The G spot and other recent discoveries about human sexuality*, Holt McDougal, Nueva York, 1982.

[9] William H. Masters y Virginia E. Johnson, *Human Sexual Response*, Little, Brown and Company, Boston, 1966.

[10] Mikael Hilliges, Christina Falconer, Gunvor Ekman-Ordeberg y Olle Johansson, «Innervation of the human vaginal mucosa as revealed by PGP 9.5 immunohistochemistry», *Acta Anatomica*, Basilea,153, 1995, pp. 119-126.

[11] You Bong Song, Kun Hwang, Dae Joong Kim y Seung Ho Han, «Innervation of vagina: microdissection and immunohistochemical study», *Journal of Sex & Marital Therapy*, 35, 2009, pp. 144-153.

[12] Odile Buisson y Emmanuele A. Jannini, «Pilot echographic study of the differences in clitoral involvement following clitoral or vaginal sexual stimulation», *The Journal of Sexual Medicine*, 10, 2013, pp. 2734-2740; Odile Buisson, Pierre Foldès, Emmanuele A. Jannini y Sylvain Mimoun, «Coitus as revealed by ultrasound in one volunteer couple», *The Journal of Sexual Medicine*, 7, 2010, pp. 2750-2754.

[13] Adam Ostrzenski, Przemyslaw Krajewski, Payman Ganjei-Azar, P., Adam Wasiutynski, Michael N. Scheinberg, Stefan Tarka y Marek Fudalej, «Verification of the anatomy and newly discovered histology of the G-spot complex», *BJOG: An International Journal of Obstetrics & Gynaecology*, 121(11), 2014, pp. 1333-1340.

[14] Vincenzo Puppo e Illan Gruenwald, «Does the G-spot exist? A review of the current literature», *International Urogynecology Journal*, 23(12), 2012, pp. 1665-1669.

[15] Terence M. Hines, «The G-spot: a modern gynecologic myth», *American Journal of Obstetrics and Gynecology*, 185, 2001, pp. 359-362.

[16] Emmanuele A. Jannini, Beverly Whipple, Sheryl A. Kingsberg, Odile Buisson, Pierre Foldès y Yoram Vardi, «Who's afraid of the G-spot?», *The Journal of Sexual Medicine*, 7, 2010, pp. 25-34.

[17] Pedro Vieira-Baptista, Joana Lima-Silva, Mario Preti, Joana Xavier, Pedro Vendeira y Colleen K. Stockdale, «G-spot: Fact or Fiction?: A Systematic Review», *Sexual Medicine*, 9(5), 2021, 100435.

[18] Zlatko Pastor, «Female Ejaculation Orgasm vs. Coital Incontinence: A Systematic Review», *The Journal of Sexual Medicine*, 10(7), 2013, pp. 1682-1691.

[19] Alberto Rubio-Casillas y Emmanuele A. Jannini, «New insights from one case of female ejaculation», *The Journal of Sexual Medicine*, 2011, 8:3500-4.

[20] Zlatko Pastor *op. cit.*, 2013, pp. 1682-1691; Zlatko Pastor y Roman Chmel, «Differential diagnostics of female "sexual" fluids: a narrative review», *International Urogynecology Journal*, 29, 2018, pp. 621-629.

[21] Zlatko Pastor y Roman Chmel, «Female ejaculation and squirting as similar but completely different phenomena: A narrative review of current research», *Clinical Anatomy*, 35(5), 2022, pp. 616-625.

[22] Alberto Rubio-Casillas y Emmanuele A. Jannini, *op. cit.*, 2011, 8:3500-4.

[23] Zlatko Pastor *op. cit.*, 2013, pp. 1682-1691.

[24] Milan Zaviačič, Maria Zajíčková, Jana Blažeková, Lucia Donárová, Svetoslav Stvrtina, Miroslav Mikulecký, Tomáš Zaviačič, I. Karol Holomán y Ján Breza, «Weight, size, macroanatomy, and histology of the normal prostate in the adult human female: A minireview», *Journal of Histotechnology*, 23, 2000, pp. 61-69.

[25] Zlatko Pastor, *op. cit.*, 2013, pp. 1682-1691; Samuel Salama, Florence Boitrelle, Amélie Gauquelin, Lydia Malagrida, Nicolas Thiounn y Pierre Desvaux, «Nature And Origin Of "Squirting" In Female Sexuality», *The Journal of Sexual Medicine*, 12, 2015, pp. 661-666; Zlatko Pastor y Roman Chmel, *op. cit.*, 2018, pp. 621-629.

[26] Zlatko Pastor y Roman Chmel, *op. cit.*, 2022.

[27] Ryoei Hara, Atsushi Nagai, Tohta Nakatsuka, Shin Ohira, Tomohiro Fujii y Yoshiyuki Miyaji, «Male squirting: Analysis of one case using color Doppler ultrasonography», *IJU Case Reports*, 1(1), 19-21, 2018.

[28] Jessica Påfs, «A sexual superpower or a shame? Women's diverging experiences of squirting/female ejaculation in Sweden», *Sexualities*, 26(1-2), 2023, pp. 180-194.

2. El clítoris: el gran desconocido

[1] Jordyn White, Martín-José Sepúlveda y Charlotte J. Patterson, «Coverage, Access, and Utilization of Evidence-Based Health Care», *Understanding the Well-Being of LGBTQI+ Populations*, The National Academies Press, Washington, 2020.

[2] Anne Fausto-Sterling, «The five sexes, revisited», *The Sciences*, 40(4), 2000, pp. 18-23.

[3] Vincent Di Marino y Hubert Lepidi, *Anatomic study of the clitoris and the bulbo-clitoral organ* (Vol. 91), Springer International Publishing, Cham (Suiza), 2014.

5. El orgasmo (no es lo mismo que el placer)

[1] Barry R. Komisaruk, Beverly Whipple, Audrita Crawford, Sherry Grimes, Wen-Ching Liu, Andrew Kalnin y Kristine Mosier, «Brain activation during vaginocervical self-stimulation and orgasm in women with complete spinal cord injury: fMRI evidence of mediation by the Vagus nerves», *Brain Research*, 1024(1-2), 2004, pp. 77-88.

[2] Madita Hoy, Katharina van Stein, Bernhard Strauss y Katja Brenk-Franz, «The influence of types of stimulation and attitudes to clitoral self-stimulation on female sexual and orgasm satisfaction: A cross-sectional study», *Sexuality Research and Social Policy*, 1-12, 2021.

[3] Grace M. Wetzel y Diana T. Sánchez, «Heterosexual women's most reliable route to orgasm during partnered sex versus masturbation», *Journal of Sexual Medicine*, 5(2), 2021.

[4] Nicole Prause, Lambert Kuang, Peter Lee y Geoffrey Miller, «Clitorally stimulated orgasms are associated with better control of sexual desire, and not associated with depression or anxiety, compared with vaginally stimulated orgasms», *The Journal of Sexual Medicine*, 13(11), 2016, pp. 1676-1685.

[5] Debby Herbenick, Heather Eastman-Mueller, Tsung-chieh Fu, Brian Dodge, Kia Ponander y Stephanie A. Sanders, «Women's Sexual Satisfaction, Communication, and Reasons for (No Longer) Faking Orgasm: Findings from a U.S. Probability Sample», *Archives of Sexual Behavior*, 2019.

[6] *Ibidem.*

[7] William F. McKibbin, Vicent M. Bates, Todd K. Shackelford, Christopher A. Hafen y Craig W. LaMunyon, «Risk of sperm competition moderates the relationship between men's satisfaction with their partner and men's interest in their partner's copulatory orgasm», *Personality and Individual Differences*, 49, 2010, pp. 961-966.

[8] Charlene L. Muehlenhard y Sheena K. Shippee, «Men's and women's reports of pretending orgasm», *Journal of Sex Research*, 46, 2010, pp. 552–567.

[9] *Ibidem.*

[10] Nathan D. Leonhardt, Brian J. Willoughby y Dean M. Busby, «The Significance of the Female Orgasm: A Nationally Representative, Dyadic Study of Newlyweds' Orgasm Experience», *The Journal of Sexual Medicine*, 15, 2018, pp. 1140-1148.

[11] Cindy Struckman-Johnson, David Struckman-Johnson, Beverly Anderson y Susan M. Johnson, «Women's orgasm and sexual satisfaction: The roles of orgasmic consistency and different sexual activities», *Journal of Sex Research*, 57(6), 2020, pp. 689-702.

[12] Debby Herbenick, Heather Eastman-Mueller, Tsung-chieh Fu, Brian Dodge, Kia Ponander y Stephanie A. Sanders, *op. cit.*

[13] Marina Gérard, Michael Berry, Ronny A. Shtarkshall, Ronny Amsel y Yitzchak M. Binik, «Female Multiple Orgasm: An Exploratory Internet-Based Survey», *Journal of Sex Research*, 58(2), 2021, pp. 206-221.

[14] *Ibidem*.

[15] *Ibidem*.

[16] Carol A. Darling, J. Kenneth Davidson y Donna A. Jennings, «The female sexual response revisited: Understanding the multiorgasmic experience in women», *Archives of Sexual Behavior*, 20(6), 1991, pp. 527-540.

[17] Gabrielle Griffin-Mathieu, Michael Berry, Ronny A. Shtarkshall, Rhonda Amsel, Yitzchak Binik y Marina Gérard, «Exploring male multiple orgasm in a large online sample: Refining our understanding», *The Journal of Sexual Medicine*, 18(9), 2021, pp. 1652-1661.

[18] R. Vernon Haning, Stephen L. O'Keefe, Keith W. Beard *et al.*, «Empathic sexual responses in heterosexual women and men», *Sexual and Relationship Therapy*, 23:325, 2008, p. 61.

[19] Erik Wibowo y Richard J. Wassersug, «Multiple Orgasms in Men-What We Know So Far», *Sexual Medicine Reviews*, 4(2), 2016, pp. 136-148.

[20] *Ibidem*.

[21] Gabrielle Griffin-Mathieu, Michael Berry, Ronny A. Shtarkshall, Rhonda Amsel, Yitzchak M. Binik y Marina Gérard, *op. cit.*, 2021, pp. 1652-1661.

[22] Barry R. Komisaruk y Beverly Whipple, «Functional MRI of the brain during orgasm in women», *Annual Review of Sex Research*, 22(1), 2011, pp. 62-86.

[23] Erik Wibowo y Richard J. Wassersug, *op. cit.*

[24] Gabrielle Griffin-Mathieu, Michael Berry, Ronny A. Shtarkshall, Rhonda Amsel, Yitzchak M. Binik y Marina Gérard, *op. cit.*

[25] Kenneth Mah y Yitzchak M. Binik, «The nature of human orgasm: A critical review of major trends», *Clinical Psychology Review*, 21(6), 2001, pp. 823-856.

[26] Aliisa K. Humphries y Jan Cioe, «Reconsidering the refractory period: An exploratory study of women's post-orgasmic experiences», *Canadian Journal of Human Sexuality*, 18(3), 2009, pp. 127-134.

[27] Barry R. Komisaruk y Beverly Whipple, «Non-genital orgasms», *Sexual and Relationship Therapy*, 26(4), 2011, pp. 356-372.

[28] Debby Herbenick, Katie Barnhart, Karly Beavers y Dennis Fortenberry, «Orgasm range and variability in humans: A content analysis», *International Journal of Sexual Health*, 30(2), 2018, pp. 195-209.

[29] *Ibidem*.

[30] *Ibidem*.

[31] *Ibidem*.

[32] Lou Paget (trad. de Ellis Post-Uiterweer), *The Big O*, House of Books, Ámsterdam, 2003.

[33] Debby Herbenick, Katie Barnhart, Karly Beavers y Dennis Fortenberry, *op. cit.*

[34] Debby Herbenick y J. Dennis Fortenberry, «Exercise-induced orgasm and pleasure among women», *Sexual and Relationship Therapy*, 26(4), 2011, pp. 373-388.

[35] Debby Herbenick, Tsung-chieh Fu, Callie Patterson y J. Dennis Fortenberry, «Exercise-Induced Orgasm and Its Association with Sleep Orgasms and Orgasms During Partnered Sex: Findings From a U.S. Probability Survey», *Archives of Sexual Behavior*, 50(6), 2021, pp. 2631-2640.

[36] R. J. Levin, «Prostate-induced orgasms: A concise review illustrated with a highly relevant case study», *Clinical Anatomy*, 31(1), 2018, pp. 81-85.

[37] Barry R. Komisaruk, Nan Wise, Eleni Frangos, Wen-Ching Liu, Kachina Allen y Carole Beyer-Flores, *op cit.*, 2011, pp. 2901–2910.

6. Problemas que afectan a tu placer (en el cuerpo)

[1] Melissa K. Baldwin, Shirley Bewley y Alison E. P. Heazell, «The prevalence and risk factors for sexual pain in women following childbirth: A systematic review and meta-analysis», *BJOG: An International Journal of Obstetrics and Gynaecology*, 128(7), 2021, pp. 1091-1100.

[2] Uriel Halbreich, Jeff Borenstein, Terry Pearlstein y Linda S. Kahn, «The prevalence, impairment, impact, and burden of premenstrual dysphoric disorder (PMS/PMDD)», *Psychoneuroendocrinology*, 28 (Suppl 3), 2003, pp. 1-23.

[3] Bintang Arroyantri Prananjaya, Syarifah Aini, Jiann Lin Loo, Diyaz Syauki Ikhsan, Puji Rizki Suryani y Alessandro Syafei Rashid, «Vaginismus: An Approach from Biology to Psychological Aspect», *Surabaya Psychiatry Journal/ Jurnal Psikiatri Surabaya*, 12(1), 2023.

[4] Martha Medina y Edgardo Castillo-Pino, «An introduction to the epidemiology and burden of urinary tract infections», *Therapeutic Advances in Urology*, 11, 2019.

[5] Makella S. Coudray y Purnima Madhivanan, «Bacterial vaginosis: a brief review for clinicians», *The Journal of Clinical Outcomes Management*, 27(2), 2020, pp. 67-73.

[6] Amy L. Shafrir, Leslie V. Farland, D. K. Shah *et al.*, «Risk for and consequences of endometriosis: a critical epidemiologic review», *Best Practice & Research Clinical Obstetrics & Gynaecology*, 51, 2018, pp. 1-15.

[7] Población de 15 a 64 años. Banco Mundial, 2017.

[8] Linda C. Giudice y Lee C. Kao, «Endometriosis», *The Lancet*, 364(9447), 2004, pp. 1789-1799.

[9] Kelechi E. Nnoaham, Lone Hummelshoj, Premila Webster *et al.*, «Impact of endometriosis on quality of life and work productivity: a multicenter study across ten countries», *Fertility and Sterility*, 96(2), 2011, pp. 366. e8–373.e8.

[10] Carlo Bulletti, M. Elisabetta Coccia, Silvia Battistoni y Andrea Borini, «Endometriosis and infertility», *Journal of Assisted Reproduction and Genetics*, 2010, 27(8), pp. 441-447.

[11] *Ibidem.*

[12] Linda C. Giudice y Lee C. Kao, *op. cit.*

[13] Carlo Bulletti, M. Elisabetta Coccia, Silvia Battistoni y Andrea Borini, *op. cit.*

[14] Sílvia Escura Sancho, Laura Ribera-Torres, Camil Castelo-Branco y Sònia Anglès-Acedo, «Impact of Urinary Incontinence on Women's Sexuality», *Clinical and Experimental Obstetrics & Gynecology*, 2022, 49(2), 049.

[15] Alessandro Salonia, Giovanni Zamni, Roberta E. Nappi *et al.*, «Sexual dysfunction is common in women with lower urinary tract symptoms and urinary incontinence: Results of a cross-sectional study», *European Urology*, 45, 2004, pp. 642-648.

[16] Matthew D. Barber y Christopher Maher, «Epidemiology and outcome assessment of pelvic organ prolapse», *International Urogynecology Journal*, 24(11), 2013, pp. 1783-1790.

[17] Susan L. Hendrix, A. Clark, I. Nygaard *et al.*, «Pelvic organ prolapse in the Women's Health Initiative: gravity and gravidity», *American Journal of Obstetrics and Gynecology*, 186(6), 2002, pp. 1160-6.

[18] María Berenguer-Soler, Antonio Navarro-Sánchez, Antonio Compañ-Rosique, Paloma Luri-Prieto, Ramón Navarro-Ortiz, Luis Gómez-Pérez y Vicente Pérez-Jover, «Genito pelvic pain/penetration disorder (GPPPD) in Spanish women-clinical approach in primary health care: review and meta-analysis», *Journal of Clinical Medicine*, 11(9), 2022, p. 2340.

7. Técnicas para (re)conectar con tu placer a través del cuerpo

[1] M. C. Cioffi y K. Holloway, «The neuroscience of imagination and sexual arousal: A review of the literature», *The Journal of Sexual Medicine*, 17(2), 2020, pp. 178-189.

SEGUNDA PARTE. EL PLACER EN LA MENTE

1. La fantasía sexual

[1] Justin J. Lehmiller, *Tell me what you want: The Science of Sexual Desire and How It Can Help You Improve Your Sex Life*, Da Capo Press, Boston, 2018.

[2] Morag A. Yule, Lori A. Brotto y Boris B. Gorzalka, «Sexual fantasy and masturbation among asexual individuals», *The Canadian Journal of Human Sexuality*, 23(2), 2014, pp. 89-95.

[3] Justin J. Lehmiller, *op. cit.*

[4] *Ibidem.*

[5] Morag A. Yule, Lori A. Brotto y Boris B. Gorzalka, *op. cit.*

[6] Justin J. Lehmiller, *op. cit.*

[7] Christian C. Joyal, Amélile Cossette y Vanessa Lapierre, «What exactly is an unusual sexual fantasy?», *The Journal of Sexual Medicine*, 12(2), 2015, pp. 328-340.

[8] Justin J. Lehmiller, *op. cit.*

[9] *Ibidem.*

[10] *Ibidem.*

[11] *Ibidem.*

[12] *Ibidem.*

[13] *Ibidem.*

2. El deseo erótico

[1] Marie-Helene Colson, Antoine Lemaire, Philippe Pinton, Karim Hamidi y Patrick Klein, «Original research-couples' sexual dysfunction: sexual behaviors and mental perception, satisfaction and expectations of sex life in men and women in France», *The Journal of Sexual Medicine*, 3(1), 2006, pp. 121-131.

[2] Allison Carter, Jessie V. Ford, Maya Luetke *et al.*, «"Fulfilling His Needs, Not Mine": Reasons for Not Talking About Painful Sex and Associations with Lack of Pleasure in a Nationally Representative Sample of Women in the United States», *The Journal of Sexual Medicine*, 16, 2019, pp. 1953-1965.

[3] Jian Zheng, Rashid M. Islam, Robert J. Bell, Michael A. Skiba y Susan R. Davis, «Prevalence of low sexual desire with associated distress across the adult life span: an Australian cross-sectional study», *The Journal of Sexual Medicine*, 2020.

[4] M. Gómez y J. Tonda, «Sueño y función sexual: una relación olvidada», *Revista Internacional de Andrología*, 7(2), 2009, pp. 79-85.

[5] Kristen P. Mark, «The impact of daily sexual desire and arousal on sexual activity in long-term couples», *Journal of Sex Research*, 49(5), 2012, pp. 454-463; Lori A. Brotto y Rosemary Basson, «Group mindfulness-based therapy significantly improves sexual desire in women», *Behaviour Research and Therapy*, 57, 2014, pp. 43-54.

[6] Elena Gómez-Gil, José Juan Carballo y Basilio de la Torre, «Hormonal influences on sexuality», *Human Reproduction Update*, 6(3), 2000, pp. 245-258.

[7] Roy J. Levin, «Sexual Desire and the Brain: A Neurobiological Perspective», *Clinical Anatomy*, 20(5), 2007, pp. 493-502.

[8] Lori A. Brotto y Mijal Luria, «Sexual interest/arousal disorder in women», *BMJ*, 349, g5622, 2014.

[9] Roy J. Levin, *op. cit.*

[10] Rosemary Basson, «The Female Sexual Response: A Different Model», *Journal of Sex & Marital Therapy*, 26(1), 2000, pp. 51-65.

[11] Lori A. Brotto y Mijal Luria, *op. cit.*

3. Sueños eróticos

[1] Marie-Pier Vaillancourt-Morel, Marie-Ève Daspe, Yvan Lussier y Antonio Zadra, «Targets of erotic dreams and their associations with waking couple and sexual life», *Dreaming*, 31(1), 2021, pp. 44-58.

[2] *Ibidem.*

[3] Calvin Kai-Ching Yu y Wai Fu, «Sex dreams, wet dreams, and nocturnal emissions», *Dreaming*, 21(3), 2011, p. 197.

[4] Roy J. Levin, «The physiology of sexual arousal in the human female: a recreational and procreational synthesis», *Archives of Sexual Behavior*, 31(5), 2002, pp. 405-411.

[5] Marie-Pier Vaillancourt-Morel, Marie-Ève Daspe, Yvan Lussier y Antonio Zadra, *op. cit.*

[6] *Ibidem.*

4. Problemas que afectan a tu placer (en la mente)

[1] Iwona Gałązka, Agnieszka Barbara Drosdzol-Cop, Beata Naworska, Mariola Czajkowska y Violetta Skrzypulec-Plinta, «Does anxiety modify sexuality of pregnant women?», *Ginekologia Polska*, 88(12), 2017, pp. 662-669.

[2] Celeste Bittoni y Jeff Kiesner, «Sexual desire in women: paradoxical and nonlinear associations with anxiety and depressed mood», *Archives of Sexual Behavior*, 51(8), 2022, pp. 3807-3822.

[3] Todd B. Kashdan, Leah Adams, Antonina Savostyanova, Patty Ferssizidis, Patrick E. McKnight y Joahn B. Nezlek, «Effects of social anxiety and depressive symptoms on the frequency and quality of sexual activity: A daily process approach», *Behaviour Research and Therapy*, 49(5), 2011, pp. 352-360.

[4] Michael Telch y Yasisca Pujols, «The erectile performance anxiety index: Scale development and psychometric properties», *The Journal of Sexual Medicine*, 10(12), 2013, pp. 3019-3028.

[5] Sandra R. Leiblum, «Arousal disorders in women: complaints and complexities», *Medical Journal of Australia*, 178(12), 2003, pp. 638-640.

[6] Julie Déziel, Natacha Godbout y Martine Hébert, «Anxiety, dispositional mindfulness, and sexual desire in men consulting in clinical sexology: A mediational model», *Journal of Sex & Marital Therapy*, 44(5), 2018, pp. 513-520.

[7] Iwona Gałązka, Agnieszka Barbara Drosdzol-Cop, Beata Naworska, Mariola Czajkowska y Violetta Skrzypulec–Plinta, *op. cit.*

[8] Julie Déziel, Natacha Godbout y Martine Hébert, *op. cit.*

[9] E. Sandra Byers, Janine V. Olthuis, Lucia F. O'Sullivan y Emma M. Connell, «Anxiety sensitivity in the sexual context: Links between sexual anxiety sensitivity and sexual well-being», *Journal of Sex & Marital Therapy*, 2022.

[10] Robert E. Pyke, «Sexual performance anxiety», *Sexual Medicine Reviews*, 8, 2020, pp. 183-190.

[11] Inês M. Tavares, Catarina Moura y Pedro J. Nobre, «The role of cognitive processing factors in sexual function and dysfunction in women and men. A systematic review», *Sexual Medicine Reviews*, 8, 2020, pp. 403-430.

[12] Robert E. Pyke, *op. cit.*

[13] Ananya S. Reddy, «Psychotherapy for sexual dysfunctions», en Gunasekaran, K., Khan, S. (eds.) *Sexual Medicine*, Springer, Singapur, 2019.

[14] Lori A. Brotto, Bozena Zdaniuk, Lauren Rietchel, Rosemary Basson y Sophie Bergeron, M., «Moderators of improvement from mindfulness-based vs. traditional cognitive behavioral therapy for the treatment of provoked vestibulodynia», *The Journal of Sexual Medicine*, 2020.

[15] David Lafortune, Valérie Lapointe, Simon Dubé y Jonathan Bonneau, «Virtual reality exposure therapy for sexual aversion: a proof-of-concept study on acceptability, adequacy, and clinical effects», *The Journal of Sexual Medicine*, 2024.

[16] Pedro J. Nobre y José Pinto-Gouveia, «Differences in Automatic Thoughts Presented During Sexual Activity Between Sexually Functional and Dysfunctional Men and Women», *Cognitive Therapy and Research*, 32(1), 2008, pp. 37-49. doi:10.1007/s10608-007-9165-7.

[17] Lori A. Brotto, Meredith L. Chivers, Roanne D. Millman y Arianne Albert, «Mindfulness-based sex therapy improves genital-subjective arousal concordance in women with sexual desire/arousal difficulties», *Archives of Sexual Behavior*, 45(8), 2016, pp. 1907-1921.

[18] Robert B. Wyatt y David C. de Jong, «Anxiousness and distractibility strengthen mediated associations between men's penis appearance concerns, spectatoring, and sexual difficulties: A preregistered study», *Archives of Sexual Behavior*, 49(8), 2020, pp. 2981-2992.

[19] Tribhuwon Sharma, Mahesh Pokhrel, Roselini Shrestha, Hrich K. C. Pandey y Bhagwan Aryal, «Psychological Fallout of Sexual Harassment on Women across Various Social Contexts», *KMC Journal*, 6(2), 2024, pp. 21-34.

[20] E. Sandra Byers, Janine V. Olthuis, Lucia F. O'Sullivan y Emma M. Connell, *op. cit.*

[21] M. K. Jaisawal, R. Kumari, y G. K. Rai, «Impact of Sexual Cognition and Sexual Anxiety on the Mental Health of Married and Unmarried Population in India», *Journal of Psychosexual Health*, 6(4), 2024, pp. 355-360.

[22] Nathalie L. Dove y Michael W. Wiederman, «Cognitive Distraction and Women's Sexual Functioning», *Journal of Sex & Marital Therapy*, 26(1), 2000, pp. 67-78.

[23] Alex B. Anderson y Lisa D. Hamilton, «Assessment of distraction from erotic stimuli by nonerotic interference», *The Journal of Sex Research*, 52(3), 2015, pp. 317-326.

[24] Marta Panzeri y Lilybeth Fontanesi, «La sessualita femminile: Fattori eccitanti e inibenti: Uno studio tramite focus group su donne italiane», *Rivista di sessuologia clínica*, 2, 2013, pp. 55-72.

[25] Madita Hoy, Bernhard Strauß y Katja Brenk-Franz, «Sexualpsychologische Prädiktoren für sexuelle Funktion und Zufriedenheit bei Frauen», *Psychotherapeut*, 64(2), 2019, pp. 99-105.

[26] T. Ariel Yang *et al.*, «Negative sexual messaging during childhood and adult sexual guilt: Long-term effects on sexual attitudes and behavior», *Journal of Sex Research*, 2024.

[27] Donald L. Mosher, «Sexual guilt and sexual attitudes in adolescence: The impact of moralistic socialization», *Journal of Sex Research*, 1998.

[28] T. Handayani, «Cultural norms, relational dynamics, and sexual shame in Southeast Asia», *Asian Journal of Sexual Health*, 2024.

[29] Carey S. Pulverman y Cindy M. Meston, «Sexual shame as a mediator of sexual trauma and sexual dysfunction», *Journal of Sexual Medicine*, 2020.

[30] Camila Graziani y Meredith L. Chivers, «Sexual shame, body image, and sexual functioning: Integrative perspectives», *Archives of Sexual Behavior*, 2024.

[31] *Ibidem.*

[32] Justin P. Dubé, Sophie Bergeron, Myriam Bosisio, Marie-Pier Vaillancourt-Morel, Emma Drudge y Natalie O. Rosen, «Hooked on a feeling: Down-

regulation of negative emotion during sexual conflict is associated with sexual well-being among long-term couples», *emotion*, 24(1), 2024, p. 93.

[33] Hannah Frith, «Labouring under the orgasm imperative in heterosex: A feminist analysis», *Feminism & Psychology*, 23(3), 2013, pp. 393-411.

[34] M. Willis *et al.*, «The orgasm gap: Gendered sexual scripts and disparities in orgasm frequency», *Archives of Sexual Behavior*, 2018.

[35] N. Jenko y G. Žvelc, «Orgasmic dysfunction in women: Prevalence, causes, and treatment implications», *Journal of Sex Research*, 2024.

[36] R. Chadwick, «Beyond the orgasm imperative: Rethinking female pleasure», *Journal of Feminist Sexuality Studies*, 2024.

[37] Mario Preti, Amanda Selk, Colleen Stockdale, Federica Bevilacqua, Pedro Vieira-Baptista, Fulvio Borella, Chiara Benedetto *et al.*, «Knowledge of vulvar anatomy and self-examination in a sample of Italian women», *Journal of Lower Genital Tract Disease*, 25(2), 2021, pp. 166-171.

[38] Andreas Kalampalikis y Lina Michala, «Cosmetic labiaplasty on minors: a review of current trends and evidence», *International Journal of Impotence Research*, 35(3), 2023, pp. 192-195.

[39] «"Vulva Barbie": Cosmetic labiaplasty and social perceptions of genital aesthetics», *Obstetrics & Gynecology*, 2021.

[40] David Veale, Ertimiss Eshkevari, Julie Read, Sarah Miles, Andrea Troglia, Rachael Phillips, Lina M. Carmona Echeverria, Chiara Fiorito *et al.*, «Beliefs about Penis Size: Validation of a Scale for Men Ashamed about Their Penis Size», *The Journal of Sexual Medicine*, 11(1), 2014, pp. 84-92.

[41] *Ibidem.*

[42] *Ibidem.*

[43] Shelly Grabe, L. Monique Ward y Janet S. Hyde, «The role of the media in body image concerns among women: a meta-analysis of experimental and correlational studies», *Psychological bulletin*, 134(3), 2008, p. 460.

[44] Sylvia Herbozo y Joel K. Thompson, «Appearance-related commentary, body image, and self-esteem: Does the distress associated with the commentary matter?», *Body image*, 3(3), 2006, pp. 255-262.

[45] Keon West, «Naked and unashamed: Investigations and applications of the effects of naturist activities on body image, self-esteem, and life satisfaction», *Journal of Happiness Studies*, 19(3), 2018, pp. 677-697.

[46] Keon West, «I feel better naked: Communal naked activity increases body appreciation by reducing social physique anxiety», *The Journal of Sex Research*, 58(8), 2021, pp. 958-966.

[47] Robert D. Schweitzer, Jessica O'Brien y Andrea Burri, «Postcoital Dysphoria: Prevalence and Psychological Correlates», *Sexual Medicine*, 3(4), 2015, pp. 235-243.

[48] Joeal Maczkowiack y Robert D. Schweitzer, «Postcoital Dysphoria: Prevalence and Correlates among Males», *Journal of Sex & Marital Therapy*, 1-000, 2018.

TERCERA PARTE. EL PLACER A SOLAS Y COMPARTIDO

1. El placer a solas

[1] Kate A. Stahl, Jerry Gale, Denise C. Lewis y Doug Kleiber, «Pathways to pleasure: Older adult women's reflections on being sexual beings», *Journal of Women & Aging*, 31(1), 2019, pp. 30-48.

[2] Carla A. Dias y Eliane D. S. Mendonça, «O prazer sexual da mulher: processo ainda em evolução», *Revista Brasileira de Sexualidade Humana*, 10(2), 2020.

[3] Debby Herbenick, Tsung-Chieh Fu, Ruhun Wasata y Eli Coleman, «Masturbation prevalence, frequency, reasons, and associations with partnered sex in the midst of the COVID-19 pandemic: Findings from a US nationally representative survey», *Archives of Sexual Behavior*, 52(3), 2023, pp. 1317-1331.

[4] S. Özakar y D. Gözen, «Erken Çocukluk Döneminde Masturbasyon Sorunu Olan Çocuğa Hemşirelik Yaklaşimi», *ege Üniversitesi Hemşirelik Fakültesi Dergisi*, 28(2), 2012, pp. 113-122.

[5] Anna Ivanova, Anne M. Fluit, Nantje Fischer, Tilmann von Soest y Michal Kozák, «Masturbation Trajectories from Late Adolescence into Mid-Adulthood: A Population-Based Longitudinal Study», *Journal of Sex Research*, 1-15, 2025.

[6] Ana Carvalheira e Isabel Leal, «Masturbation among women: Associated factors and sexual response in a Portuguese community sample», *Journal of Sex & Marital Therapy*, 39(4), 2013, pp. 347-367.

[7] Nan J. Wise, Eleni Frangos y Barry R. Komisaruk, «Brain Activity Unique to Orgasm in Women: An fMRI Analysis», *The Journal of Sexual Medicine*, 14(11), 2017, pp. 1380-1391.

[8] Michele Lastella, Catherine O'Mullan, Jessica L. Paterson y Amy C.Reynolds, «Sex and Sleep: Perceptions of Sex as a Sleep Promoting Behavior in the General Adult Population», *Frontiers in Public Health*, 7(), 2019, p. 33.

[9] Fabienne S. V. Wehrli, Guy J. Bodenmann, Joëlle Clemen y Katharina Weitkamp, «Exploring the role of masturbation as a coping strategy in women», *International Journal of Sexual Health*, 36(3), 2024, pp. 237-256.

[10] Ana Carvalheira e Isabel Leal, *op. cit.*

[11] Óscar Cervilla, Pablo Vallejo-Medina, Carmen Gómez-Berrocal y Juan Carlos Sierra, «Development of the Spanish short version of Negative Attitudes Toward Masturbation Inventory», *International Journal of Clinical and Health Psychology*, 21(2), 2021.

[12] *Ibidem.*

[13] Rachel E. Goodman, Megan J. Snoeyink y Larry R. Martínez, «Conceptualizing Sexual Pleasure at Home as a Work-Related Stress Recovery Activity», *The Journal of Sex Research*, 1-12, 2022.

[14] Debby Herbenick, Tsung-Chieh Fu, Ruhun Wasata y Eli Coleman, *op. cit.*, 2023, pp. 1317-1331.

[15] *Ibidem*.

[16] Andrea Burri y Ana Carvalheira, «Masturbatory Behavior in a Population Sample of German Women», *The Journal of Sexual Medicine*, 2019.

[17] Juan E. Nebot-García, Estefanía Ruiz-Palomino, Cristina Giménez-García, María Dolores Gil-Llario y Rafael Ballester-Arnal, «Frecuencia sexual de los adolescentes españoles durante el confinamiento por COVID-19», *Revista de Psicología Clínica con Niños y Adolescentes*, vol. 7, n.º 3, 2020, pp. 19-26.

[18] Juan Carlos Sierra, Ana Ortiz, Cristóbal Calvillo y Ana Isabel Arcos-Romero, «Experiencia subjetiva del orgasmo en el contexto de la masturbación en solitario», *Revista Internacional de Andrología*, 19(2), 2021, pp. 93-101.

[19] Denniz Zolnoun, Georgine Lamvu y John Steege, «Patient perceptions of vulvar vibration therapy for refractory vulvar pain», *Sexual and Relationship Therapy*, 23(4), 2008, pp. 345-353.

[20] Debby Herbenick, Michael Reece, Stephanie A. Sanders, Brian Dodge, Annahita Ghassemi y J. Dennis Fortenberry, «Women's vibrator uses in sexual partnerships: Results from a nationally representative survey in the United States», *Journal of Sex & Marital Therapy*, 36, 2010, pp. 49-65.

[21] Bat Sheva Marcus, «Changes in a woman's sexual experience and expectations following the introduction of electric vibrator assistance», *The Journal of Sexual Medicine*, 8(12), 2011, pp. 3398-3406.

[22] David Farley Hurlbert y Karen Elizabeth Whittaker, «The role of masturbation in marital and sexual satisfaction: A comparative study of female masturbators and nonmasturbators», *Journal of Sex Education and Therapy*, 17(4), 1991, pp. 272-282.

[23] Erin D. Watson, Léa J. Séguin, Robin R. Milhausen y Sarah H. Murray, «The impact of a couple's vibrator on men's perceptions of their own and their partner's sexual pleasure and satisfaction», *Men and Masculinities*, 19, 2016, pp. 370-383.

[24] Debby Herbenick, Michael Reece, Stephanie A. Sanders, Brian Dodge, Annahita Ghassemi y J. Dennis Fortenberry, *op. cit.*, 2010, pp. 49-65.

[25] Sharna Striar y Barbara Bartlik, «Stimulation of the libido: The use of erotica in sex therapy», *Psychiatric Annals*, 29(1), 1999, pp. 60-62.

[26] Simon Dubé y Dave Anctil, *op. cit.*, 2021, pp. 1205-1233.

[27] Bat Sheva Marcus, *op. cit.*

[28] Simon Dubé y Dave Anctil, *op. cit.*, 13(6), 2021, pp. 1205-1233.

[29] B. J. Rye y G. J. Meaney, «The pursuit of sexual pleasure», *Sexuality & Culture*, 11(1), 2007, pp. 28-51.

3. Problemas que afectan a tu placer (cuando tienes sexo con alguien)

[1] Rick Roels y Erick Janssen, «Sexual and relationship satisfaction in young, heterosexual couples: The role of sexual frequency and sexual communication», *The Journal of Sexual Medicine*, 17(9), 2020, pp. 1643-1652.

[2] Aneta D. Tunariu y Paula Reavey, «Men in love: Living with sexual boredom», *Sexual and Relationship Therapy*, 18, 2003, pp. 63-94.

[3] Cheryl Harasymchuk y Beverley Fehr, «A script analysis of relational boredom: Causes, feelings, and coping strategies», *J Social Clin Psychol*, 29, 2010, pp. 988-1019.

[4] Marissa N. Rosa, Sarah A. Matthews, Traci A. Giuliano *et al.*, «Encouraging erotic variety: Identifying correlates of, and strategies for promoting, sexual novelty in romantic relationships», *Personal Individual Differences*, 146, 2019, pp. 158-169.

[5] Peter K. Jonason, «Reasons to pretend to orgasm and the mating psychology of those who endorse them», *Personal Individual Differences* 143, 2019, pp. 90-94.

[6] Sarah A. Matthews, Traci A. Giuliano, Marissa N. Rosa *et al.*, «The battle against bedroom boredom: Development and validation of a brief measure of sexual novelty in relationships», *Canadian Journal of Human Sexuality*, 27, 2018, pp. 277-287.

[7] Lisa C. Day, Amy Muise, Samantha Joel y Emily A. Impett, «To Do It or Not to Do It? How Communally Motivated People Navigate Sexual Interdependence Dilemmas», *Personality and Social Psychology Bulletin*, 41(6), 2015, pp. 791-804.

[8] Petra Zebroff, «Questionnaire for Turn-on Initiation Preference: Development and Initial Reliability and Validation», *The Journal of Sex Research*, 58(8), 2021, pp. 1019-1034.

Índice de ejercicios prácticos

Bibliografía

ANDERSON, A. B. y HAMILTON, L. D., «Assessment of distraction from erotic stimuli by nonerotic interference», *The Journal of Sex Research*, 52(3), 2015.

ASJADI, K., «Vulva not Vagina, Why Terminology Matters», British Society for the Study of Vulval Disease, 2023.

BALDWIN, M. K., BEWLEY, S. y HEAZELL, A. E. P., «The prevalence and risk factors for sexual pain in women following childbirth: A systematic review and meta-analysis», *BJOG: An International Journal of Obstetrics and Gynaecology*, 128(7), 2021.

BARBER, M. D. y MAHER, C., «Epidemiology and outcome assessment of pelvic organ prolapse», *International Urogynecology Journal*, 24(11), 2013.

BASSON, R., «The Female Sexual Response: A Different Model», *Journal of Sex & Marital Therapy*, 26(1), 2000.

BERENGUER-SOLER, M., NAVARRO-SÁNCHEZ, A., COMPAÑ-ROSIQUE, A., LURI-PRIETO, P., NAVARRO-ORTIZ, R., GÓMEZ-PÉREZ, L. y PÉREZ-JOVER, V., «Genito pelvic pain/penetration disorder (GPPPD) in Spanish women-clinical approach in primary health care: review and meta-analysis», *Journal of Clinical Medicine*, 11(9), 2022.

BITTONI, C. y KIESNER, J., «Sexual desire in women: paradoxical and non-linear associations with anxiety and depressed mood», *Archives of Sexual Behavior*, 51(8), 2022.

Brotto, L. A. y Basson, R., «Group mindfulness-based therapy significantly improves sexual desire in women», *Behaviour Research and Therapy*, 57, 2014.

Brotto, L. A., Chivers, M. L., Millman, R. D. y Albert, A., «Mindfulness-based sex therapy improves genital-subjective arousal concordance in women with sexual desire/arousal difficulties», *Archives of Sexual Behavior*, 45(8), 2016.

Brotto, L. A. y Luria, M., «Sexual interest/arousal disorder in women», *BMJ*, 349, g5622, 2014.

Brotto, S., Zdaniuk, K., Rietchel, A., Basson, J. y Bergeron, M., «Moderators of improvement from mindfulness-based vs. traditional cognitive behavioral therapy for the treatment of provoked vestibulodynia», *The Journal of Sexual Medicine*, 2020.

Buisson, O., Foldes, P., Jannini, E. A. y Mimoun, S., «Coitus as revealed by ultrasound in one volunteer couple», *The Journal of Sexual Medicine*, 7, 2010.

Buisson, O. y Jannini, E. A., «Pilot echographic study of the differences in clitoral involvement following clitoral or vaginal sexual stimulation», *The Journal of Sexual Medicine*, 10, 2013.

Bulletti, C., Coccia, M. E., Battistoni, S. y Borini, A., «Endometriosis and infertility», *Journal of Assisted Reproduction and Genetics*, 2010, 27(8).

Bulut, O. C., Oladokun, D., Lippert, B. M. y Hohenberger, R., «Can Sex Improve Nasal Function? An Exploration of the Link Between Sex and Nasal Function», *ear, Nose & Throat Journal*, enero de 2021.

Burri, A. y Carvalheira, A., «Masturbatory Behavior in a Population Sample of German Women», *The Journal of Sexual Medicine*, 2019.

Byers, E. S., Olthuis, J. V., O'Sullivan, L. F. y Connell, E. M., «Anxiety sensitivity in the sexual context: Links between sexual anxiety sensitivity and sexual well-being», *Journal of Sex & Marital Therapy*, 2022.

Carter, A., Ford, J.V., Luetke, M. *et al.*, «"Fulfilling His Needs, Not Mine": Reasons for Not Talking About Painful Sex and Associations with Lack of Pleasure in a Nationally Representative Sample of Women in the United States», *The Journal of Sexual Medicine*, 16, 2019.

Carvalheira, A. y Leal, I., «Masturbation among women: Associated factors and sexual response in a Portuguese community sample», *Journal of Sex & Marital Therapy*, 39(4), 2013.

CERVILLA, O., VALLEJO-MEDINA, P., GÓMEZ-BERROCAL, C. y SIERRA, J. C., «Development of the Spanish short version of Negative Attitudes Toward Masturbation Inventory», *International Journal of Clinical and Health Psychology*, 21(2), 2021.

CHADWICK, R., «Beyond the orgasm imperative: Rethinking female pleasure», *Journal of Feminist Sexuality Studies*, 2024.

CIOFFI, M. C. y HOLLOWAY, K., «The neuroscience of imagination and sexual arousal: A review of the literature», *The Journal of Sexual Medicine*, 17(2), 2020.

COLSON, M., LEMAIRE, A., PINTON, P., HAMIDI, K. y KLEIN, P., «Original research-couples' sexual dysfunction: sexual behaviors and mental perception, satisfaction and expectations of sex life in men and women in France», *The Journal of Sexual Medicine*, 3(1), 2006.

COOPER, E. B., FENIGSTEIN, A. y FAUBER, R. L., «The faking orgasm scale for women: Psychometric properties», *Archives of Sexual Behavior*, 43(3), 2014.

COUDRAY, M. S. y MADHIVANAN, P., «Bacterial vaginosis–a brief review for clinicians», *The Journal of Clinical Outcomes Management*, 27(2), 2020.

DARLING, C. A., DAVIDSON, J. K. y JENNINGS, D. A., «The female sexual response revisited: Understanding the multiorgasmic experience in women», *Archives of Sexual Behavior*, 20(6), 1991.

DAY, L. C., MUISE, A., JOEL, S. e IMPETT, E. A., «To Do It or Not to Do It? How Communally Motivated People Navigate Sexual Interdependence Dilemmas», *Personality and Social Psychology Bulletin*, 41(6), 2015.

DÉZIEL, J., GODBOUT, N. y HÉBERT, M., «Anxiety, dispositional mindfulness, and sexual desire in men consulting in clinical sexology: A mediational model», *Journal of Sex & Marital Therapy*, 44(5), 2018.

DI MARINO, V. y LEPIDI, H., *Anatomic study of the clitoris and the bulbo-clitoral organ* (Vol. 91), Springer International Publishing, Cham (Suiza), 2014.

DIAS, C. A. y MENDONÇA, E. C. S., «O prazer sexual da mulher: processo ainda em evolução», *Revista Brasileira de Sexualidade Humana*, 10(2), 2020.

DOVE, N. L. y WIEDERMAN, M. W., «Cognitive Distraction and Women's Sexual Functioning», *Journal of Sex & Marital Therapy*, 26(1), 2000.

315

DUBÉ, J. P., BERGERON, S., BOSISIO, M., VAILLANCOURT-MOREL, M. P., DRUDGE, E. y ROSEN, N. O., «Hooked on a feeling: Downregulation of negative emotion during sexual conflict is associated with sexual well-being among long-term couples», *emotion*, 24(1), 2024.

DUBÉ, S. y ANCTIL, D., «Foundations of erobotics», *International Journal of Social Robotics*, 13(6), 2021.

ESCURA SANCHO, S., RIBERA-TORRES, L., CASTELO-BRANCO, C. y ANGLÈS-ACEDO, S., «Impact of Urinary Incontinence on Women's Sexuality», *Clinical and Experimental Obstetrics & Gynecology*, 2022.

FAUSTO-STERLING, A., «The five sexes, revisited», *The Sciences*, 40(4), 2000.

FREDERICK, D. A., JOHN, H. K. S., GARCÍA, J. R. *et al.*, «Differences in Orgasm Frequency Among Gay, Lesbian, Bisexual, and Heterosexual Men and Women in a U.S. National Sample», *Archives of Sexual Behavior*, 47, 2018.

FRITH, H., «Labouring under the orgasm imperative in heterosex: A feminist analysis», *Feminism & Psychology*, 23(3), 2013.

GAŁĄZKA, I., DROSDZOL-COP, A. B., NAWORSKA, B., CZAJKOWSKA, M. y SKRZYPULEC–PLINTA, V., «Does anxiety modify sexuality of pregnant women?», *Ginekologia Polska*, 88(12), 2017.

GÉRARD, M., BERRY, M., SHTARKSHALL, R. A., AMSEL, R. y BINIK, Y. M., «Female Multiple Orgasm: An Exploratory Internet-Based Survey», *Journal of Sex Research*, 58(2), 2021.

GIUDICE, L. C. y KAO, L. C., «Endometriosis», *The Lancet*, 364(9447), 2004.

GÓMEZ, M. y TONDA, J., «Sueño y función sexual: una relación olvidada», *Revista Internacional de Andrología*, 7(2), 2009.

GÓMEZ-GIL, E., CARBALLO, J. J. y DE LA TORRE, B., «Hormonal influences on sexuality», *Human Reproduction Update*, 6(3), 2000.

GOODMAN, R. E., SNOEYINK, M. J. y MARTÍNEZ, L. R., «Conceptualizing Sexual Pleasure at Home as a Work-Related Stress Recovery Activity», *The Journal of Sex Research*, 1-12, 2022.

GRABE, S., WARD, L. M. y HYDE, J. S., «The role of the media in body image concerns among women: a meta-analysis of experimental and correlational studies», *Psychological bulletin*, 134(3), 2008.

GRÄFENBERG, E., «The role of the urethra in female orgasm», *The International Journal of Sexology*, 3(2), 146, 1950.

GRAZIANI, A. y CHIVERS, M. L., «Sexual shame, body image, and sexual functioning: Integrative perspectives», *Archives of Sexual Behavior*, 2024.

GRIFFIN-MATHIEU, G., Berry, M., SHTARKSHALL, R. A., AMSEL, R., BINIK, Y. M. y GÉRARD, M., «Exploring male multiple orgasm in a large online sample: Refining our understanding», *The Journal of Sexual Medicine*, 18(9), 2021.

HALBREICH, U., BORENSTEIN, J., PEARLSTEIN, T. y KAHN, L. S., «The prevalence, impairment, impact, and burden of premenstrual dysphoric disorder (PMS/PMDD)», *Psychoneuroendocrinology*, 28 (Suppl. 3), 2003.

HANDAYANI, T., «Cultural norms, relational dynamics, and sexual shame in Southeast Asia», *Asian Journal of Sexual Health*, 2024.

HANING, R. V., O'KEEFE, S. L., BEARD, K. W. *et al.*, «Empathic sexual responses in heterosexual women and men», *Sexual and Relationship Therapy*, 23:325, 2008.

HARA, R., NAGAI, A., NAKATSUKA, T., OHIRA, S., FUJII, T. y MIYAJI, Y., «Male squirting: Analysis of one case using color Doppler ultrasonography», *IJU Case Reports*, 1(1), 2018.

HARASYMCHUK, C. y FEHR, B., «A script analysis of relational boredom: Causes, feelings, and coping strategies», *J Social Clin Psychol*, 29, 2010.

HENDRIX, S. L., CLARK, A., NYGAARD, I. *et al.*, «Pelvic organ prolapse in the Women's Health Initiative: gravity and gravidity», *American Journal of Obstetrics and Gynecology*, 186(6), 2002.

HERBENICK, D., BARNHART, K., BEAVERS, K. y FORTENBERRY, D., «Orgasm range and variability in humans: A content analysis», *International Journal of Sexual Health*, 30(2), 2018.

HERBENICK, D., EASTMAN-MUELLER, H., FU, T. C., DODGE, B., PONANDER, K. y SANDERS, S. A., «Women's sexual satisfaction, communication, and reasons for (no longer) faking orgasm: Findings from a U.S. probability sample», *Archives of Sexual Behavior*, 2019.

HERBENICK, D. y FORTENBERRY, J. D., «Exercise-induced orgasm and pleasure among women», *Sexual and Relationship Therapy*, 26(4), 2011.

HERBENICK, D., FU, T., PATTERSON, C. y DENNIS FORTENBERRY, J., «Exercise-Induced Orgasm and Its Association with Sleep Orgasms and

Orgasms During Partnered Sex: Findings From a U.S. Probability Survey», *Archives of Sexual Behavior*, 50(6), 2021.

HERBENICK, D., FU, T. C., WASATA, R. y COLEMAN, E., «Masturbation prevalence, frequency, reasons, and associations with partnered sex in the midst of the COVID-19 pandemic: Findings from a US nationally representative survey», *Archives of Sexual Behavior*, 52(3), 2023.

HERBENICK, D., REECE, M., SANDERS, S. A., DODGE, B. S., GHASSEMI, A. y FORTENBERRY, J. D., «Women's vibrator use in sexual partnerships: Results from a nationally representative survey in the United States», *Journal of Sex & Marital Therapy*, 36, 2010.

HERBOZO, S. y THOMPSON, J. K., «Appearance-related commentary, body image, and self-esteem: Does the distress associated with the commentary matter?», *Body Image*, 3(3), 2006.

HILLIGES, M., FALCONER, C., EKMAN-ORDEBERG, G. y JOHANSSON, O., «Innervation of the human vaginal mucosa as revealed by PGP 9.5 immunohistochemistry», *Acta Anatomica*, Basilea,153, 1995.

HINES, T. M., «The G-spot: a modern gynecologic myth», *American Journal of Obstetrics and Gynecology*, 185, 2001.

HOY, M., STRAUSS, B. y BRENK-FRANZ, K., «Sexualpsychologische Prädiktoren für sexuelle Funktion und Zufriedenheit bei Frauen», *Psychotherapeut*, 64(2), 2019.

HOY, M., VAN STEIN, K., STRAUSS, B. y BRENK-FRANZ, K., «The influence of types of stimulation and attitudes to clitoral self-stimulation on female sexual and orgasm satisfaction: A cross-sectional study», *Sexuality Research and Social Policy*, 1-12, 2021.

HUMPHRIES, A. K. y CIOE, J., «Reconsidering the refractory period: An exploratory study of women's post-orgasmic experiences», *Canadian Journal of Human Sexuality*, 18(3), 2009.

HURLBERT, D. F. y WHITTAKER, K. E., «The role of masturbation in marital and sexual satisfaction: A comparative study of female masturbators and nonmasturbators», *Journal of Sex Education and Therapy*, 17(4), 1991.

IVANOVA, A., FLUIT, S., FISCHER, N., VON SOEST, T. y KOZÁK, M., «Masturbation Trajectories from Late Adolescence into Mid-Adulthood: A Population-Based Longitudinal Study», *Journal of Sex Research*, 1-15, 2025.

JAISAWAL, M. K., KUMARI, R. y RAI, G. K., «Impact of Sexual Cognition and Sexual Anxiety on the Mental Health of Married and Unmarried Population in India», *Journal of Psychosexual Health*, 6(4), 2024.

JANNINI, E. A., WHIPPLE, B., KINGSBERG, S. A., BUISSON, O., FOLDÈS, P. y VARDI, Y., «Who's afraid of the G-spot?», *The Journal of Sexual Medicine*, 7, 2010.

JENKO, N. y ŽVELC, G., «Orgasmic dysfunction in women: Prevalence, causes, and treatment implications», *Journal of Sex Research*, 2024.

JONASON, P.K., «Reasons to pretend to orgasm and the mating psychology of those who endorse them», *Personal Individual Differences* 143, 2019.

JOYAL, C. C., COSSETTE, A. y LAPIERRE, V., «What exactly is an unusual sexual fantasy?», *The Journal of Sexual Medicine*, 12(2), 2015.

KALAMPALIKIS A. y MICHALA, L., «Cosmetic labiaplasty on minors: a review of current trends and evidence», *International Journal of Impotence Research*, 35(3), 2023.

KASHDAN, T. B., ADAMS, L., SAVOSTYANOVA, A., FERSSIZIDIS, P., MCKNIGHT, P. E. y NEZLEK, J. B., «Effects of social anxiety and depressive symptoms on the frequency and quality of sexual activity: A daily process approach», *Behaviour Research and Therapy*, 49(5), 2011.

KOMISARUK, B. R. y WHIPPLE, B., «Functional MRI of the brain during orgasm in women», *Annual Review of Sex Research*, 22(1), 2011.

—, «Non-genital orgasms», *Sexual and Relationship Therapy*, 26(4), 2011.

KOMISARUK, B. R., WHIPPLE, B., CRAWFORD, A., GRIMES, S., LIU, W. C., KALNIN, A. y MOSIER, K., «Brain activation during vaginocervical self-stimulation and orgasm in women with complete spinal cord injury: fMRI evidence of mediation by the Vagus nerves», *Brain Research*, 1024(1-2), 2004.

KOMISARUK, B. R., WISE, N., FRANGOS, E., LIU, W. C., ALLEN, K. y BEYER-FLORES, C., «The brain and female orgasm: fMRI evidence of regions activated during nipple self-stimulation», *Journal of Sexual Medicine*, 8(10), 2011.

LADAS, A. K., WHIPPLE, B. y PERRY, J. D., *The G spot and other recent discoveries about human sexuality*, Holt McDougal, Nueva York, 1982.

LAFORTUNE, D., LAPOINTE, V., DUBÉ, S. y BONNEAU, J., «Virtual reality exposure therapy for sexual aversion: a proof-of-concept study on acceptability, adequacy, and clinical effects», *The Journal of Sexual Medicine*, 2024.

LASTELLA, M., O'MULLAN, C., PATERSON, J. L. y REYNOLDS, A. C., «Sex and Sleep: Perceptions of Sex as a Sleep Promoting Behavior in the General Adult Population», *Frontiers in Public Health*, 7, 2019.

LEHMILLER, J. J., *Tell me what you want: The Science of Sexual Desire and How It Can Help You Improve Your Sex Life*, Da Capo Press, Boston, 2018.

LEIBLUM, S. R., «Arousal disorders in women: complaints and complexities», *Medical Journal of Australia*, 178(12), 2003.

LEONHARDT, N. D., WILLOUGHBY, B. J. y BUSBY, D. M., «The Significance of the Female Orgasm: A Nationally Representative, Dyadic Study of Newlyweds' Orgasm Experience», *The Journal of Sexual Medicine*, 15, 2018.

LEVIN, R. J., «Prostate-induced orgasms: A concise review illustrated with a highly relevant case study», *Clinical Anatomy*, 31(1), 2018.

—, «Sexual Desire and the Brain: A Neurobiological Perspective», *Clinical Anatomy*, 20(5), 2007.

—, «The physiology of sexual arousal in the human female: a recreational and procreational synthesis», *Archives Of Sexual Behavior*, 31(5), 2002.

MACZKOWIACK, J. y SCHWEITZER, R. D., «Postcoital Dysphoria: Prevalence and Correlates among Males», *Journal of Sex & Marital Therapy*, 1-000, 2018.

MAH, K. y BINIK, Y. M., «The nature of human orgasm: A critical review of major trends», *Clinical Psychology Review*, 21(6), 2001.

MARCUS, B. S., «Changes in a woman's sexual experience and expectations following the introduction of electric vibrator assistance», *The Journal of Sexual Medicine*, 8(12), 2011.

MARK, K. P., «The impact of daily sexual desire and arousal on sexual activity in long-term couples», *Journal of Sex Research*, 49(5), 2012.

MASTERS, W. H. y JOHNSON, V. E., *Human Sexual Response*, Little, Brown and Company, Boston, 1966.

MATTHEWS, S. J., GIULIANO, T. A., ROSA, M. A. *et al.*, «The battle against bedroom boredom: Development and validation of a brief measure of sexual novelty in relationships», *Canadian Journal of Human Sexuality*, 27, 2018.

McKibbin, W. F., Bates, V. M., Shackelford, T. K., Hafen, C. A. y LaMunyon, C.W., «Risk of sperm competition moderates the relationship between men's satisfaction with their partner and men's interest in their partner's copulatory orgasm», *Personality and Individual Differences*, 49, 2010.

Medina, M. y Castillo-Pino, E., «An introduction to the epidemiology and burden of urinary tract infections», *Therapeutic Advances in Urology*, 11, 2019.

Mosher, D. L., «Sexual guilt and sexual attitudes in adolescence: The impact of moralistic socialization», *Journal of Sex Research*, 1998.

Muehlenhard, C.L. y Shippee, S. K., «Men's and women's reports of pretending orgasm», *Journal of Sex Research*, 46, 2010.

Nebot-García, J. E., Ruiz-Palomino, E., Giménez-García, C., Gil-Llario, M. D. y Ballester-Arnal, R., «Frecuencia sexual de los adolescentes españoles durante el confinamiento por COVID-19», *Revista de Psicología Clínica con Niños y Adolescentes*, vol. 7, n.º 3, 2020, pp. 19-26.

Nguyen, J. D. y Duong, H., *Anatomy, Abdomen and Pelvis, Female External Genitalia*, StatPearls Publishing, Treasure Island (Florida, EE.UU.), 2021.

Nnoaham, K. E., Hummelshoj, L., Webster, P. *et al.*, «Impact of endometriosis on quality of life and work productivity: a multicenter study across ten countries», *Fertility and Sterility*, 96(2), 2011.

Nobre, P. J. y Pinto-Gouveia, J., «Differences in Automatic Thoughts Presented During Sexual Activity Between Sexually Functional and Dysfunctional Men and Women», *Cognitive Therapy and Research*, 32(1), 2008.

Ostrzenski, A., Krajewski, P., Ganjei-Azar, P., Wasiutynski, A., Scheinberg, M., Tarka, S. y Fudalej, M., «Verification of the anatomy and newly discovered histology of the G-spot complex», *BJOG: An International Journal of Obstetrics & Gynaecology*, 121(11), 2014.

Özakar, S. y Gözen, D., «Çocukluk Döneminde Masturbasyon Sorunu Olan Çocuğa Hemşirelik Yaklaşimi», *ege Üniversitesi Hemşirelik Fakültesi Dergisi*, 28(2), 2012.

Påfs, J., «A sexual superpower or a shame? Women's diverging experiences of squirting/female ejaculation in Sweden», *Sexualities*, 26(1-2), 2023.

321

PAGET, L. y POST-UITERWEER, E., *The Big O*, House of Books, Ámsterdam, 2003.

PANZERI, M. y FONTANESI, L., «La sessualitá femminile: Fattori eccitanti e inibenti: Uno studio tramite focus group su donne italiane», *Rivista di Sessuologia Clinica*, 2, 2013.

PASTOR, Z., «Female Ejaculation Orgasm vs. Coital Incontinence: A Systematic Review», *The Journal of Sexual Medicine*, 10(7), 2013.

PASTOR, Z. y CHMEL, R., «Female ejaculation and squirting as similar but completely different phenomena: A narrative review of current research», *Clinical Anatomy*, 35(5), 2022.

—, «Differential diagnostics of female "sexual" fluids: a narrative review», *International Urogynecology Journal*, 29, 2018.

PRANANJAYA, B. A., AINI, S., LOO, J. L., IKHSAN, D. S., SURYANI, P. R. y RASHID, A. S., «Vaginismus: An Approach from Biology to Psychological Aspect», *Surabaya Psychiatry Journal/Jurnal Psikiatri Surabaya*, 12(1), 2023.

PRAUSE, N., KUANG, L., LEE, P. y MILLER, G., «Clitorally stimulated orgasms are associated with better control of sexual desire, and not associated with depression or anxiety, compared with vaginally stimulated orgasms», *The Journal of Sexual Medicine*, 13(11), 2016.

PRETI, M., SELK, A., STOCKDALE, C., BEVILACQUA, F., VIEIRA-BAPTISTA, P., BORELLA, F. y BENEDETTO, C., «Knowledge of vulvar anatomy and self-examination in a sample of Italian women», *Journal of Lower Genital Tract Disease*, 25(2), 2021.

PULVERMAN, C. S. y MESTON, C. M., «Sexual shame as a mediator of sexual trauma and sexual dysfunction», *Journal of Sexual Medicine*, 2020.

PUPPO, V. y GRUENWALD, I., «Does the G-spot exist? A review of the current literature», *International Urogynecology Journal*, 23(12), 2012.

PYKE, R. E., «Sexual performance anxiety», *Sexual Medicine Reviews*, 8, 2020.

REDDY, A. S., «Psychotherapy for sexual dysfunctions», en Gunasekaran, K., Khan, S. (eds.) *Sexual Medicine*, Springer, Singapur, 2019.

ROELS, R. y JANSSEN, E., «Sexual and relationship satisfaction in young, heterosexual couples: The role of sexual frequency and sexual communication», *The Journal of Sexual Medicine*, 17(9), 2020.

ROSA, M. N., MATTHEWS, S.A., GIULIANO, T.A. *et al.*, «Encouraging erotic variety: Identifying correlates of, and strategies for promoting, sexual novelty in romantic relationships», *Personal Individual Diffe-rences*, 146, 2019.

RUBIO-CASILLAS, A. y JANNINI, E. A., «New insights from one case of female ejaculation», *The Journal of Sexual Medicine*, 2011.

RYE, B. J. y MEANEY, G. J., «The pursuit of sexual pleasure», *Sexuality & Culture*, 11(1), 2007.

SALAMA, S., BOITRELLE, F., GAUQUELIN, A., MALAGRIDA, L., THIOUNN, N. y DES-VAUX, P., «Nature And Origin Of "Squirting" In Female Sexuality», *The Journal of Sexual Medicine*, 12, 2015.

SALONIA, A., ZAMNI, G., NAPPI, R. E. *et al.*, «Sexual dysfunction is com-mon in women with lower urinary tract symptoms and urinary incontinence: Results of a cross-sectional study», *european Urology*, 45, 2004.

SCHICK, V. R., RIMA, B. N. y CALABRESE, S. K., «Evulvalution: The por-trayal of women's external genitalia and physique across time and the current Barbie doll ideals», *Journal of Sexual Medicine*, 7(10), 2010.

SCHWEITZER, R. D., O'BRIEN, J. y BURRI, A., «Postcoital Dysphoria: Preva-lence and Psychological Correlates», *Sexual Medicine*, 3(4), 2015.

SHAFRIR, A. L., FARLAND, L. V., SHAH, D. K. *et al.*, «Risk for and consequen-ces of endometriosis: a critical epidemiologic review», *Best Practice & Research Clinical Obstetrics & Gynaecology*, 51, 2018.

SHARMA, T., POKHREL, M., SHRESTHA, R., PANDEY, H. K. y ARYAL, B., «Psycho-logical Fallout of Sexual Harassment on Women across Various Social Contexts», *KMC Journal*, 6(2), 2024.

SIERRA, J. C., ORTIZ, A., CALVILLO, C. y ARCOS-ROMERO, A. I., «Experiencia subjetiva del orgasmo en el contexto de la masturbación en soli-tario», *Revista Internacional de Andrología*, 19(2), 2021.

SONG, Y. B., HWANG, K., KIM, D. J. y HAN, S. H., «Innervation of vagina: microdissection and immunohistochemical study», *Journal of Sex & Marital Therapy*, 35, 2009.

STAHL, K. A. M., GALE, J., LEWIS, D. C. y KLEIBER, D., «Pathways to plea-sure: Older adult women's reflections on being sexual beings», *Journal of Women & Aging*, 31(1), 2019.

STRIAR, S. y BARTLIK, B., «Stimulation of the libido: The use of erotica in sex therapy», *Psychiatric Annals*, 29(1), 1999.

STRUCKMAN-JOHNSON, C., STRUCKMAN-JOHNSON, D., ANDERSON, B. y JOHNSON, S. M., «Women's orgasm and sexual satisfaction: The roles of orgasmic consistency and different sexual activities», *Journal of Sex Research*, 57(6), 2020.

TAVARES, I. M., MOURA, C. V. y NOBRE, P., «The role of cognitive processing factors in sexual function and dysfunction in women and men. A systematic review», *Sexual Medicine Reviews*, 8, 2020.

TELCH, M. J. y PUJOLS, Y., «The erectile performance anxiety index: Scale development and psychometric properties», *The Journal of Sexual Medicine*, 10(12), 2013.

TUNARIU, A. D. y REAVEY, P., «Men in love: Living with sexual boredom», *Sexual and Relationship Therapy*, 18, 2003.

VAILLANCOURT-MOREL, M. P., DASPE, M. È., LUSSIER, Y. y ZADRA, A., «Targets of erotic dreams and their associations with waking couple and sexual life», *Dreaming*, 31(1), 2021.

VEALE, D., ESHKEVARI, E., ELLISON, N., COSTA, A., ROBINSON, D., KAVOUNI, A. y CARDOZO, L., «Psychological characteristics and motivations of women requesting labiaplasty», *BJOG: An International Journal of Obstetrics & Gynaecology*, 121(6), 2014.

VEALE, D., ESHKEVARI, E., READ, J., MILES, S., TROGLIA, A., PHILLIPS, R., ECHEVERRIA, L. M. C., FIORITO, C., WYLIE, K. y MUIR, G., «Beliefs about Penis Size: Validation of a Scale for Men Ashamed about Their Penis Size», *The Journal of Sexual Medicine*, 11(1), 2014.

VIEIRA-BAPTISTA, P., LIMA-SILVA, J., PRETI, M., XAVIER, J., VENDEIRA, P. y STOCKDALE, C. K., «G-spot: Fact or Fiction?: A Systematic Review», *Sexual Medicine*, 9(5), 2021.

WATSON, E. D., SÉGUIN, L. J., MILHAUSEN, R. R. y MURRAY, S. H., «The impact of a couple's vibrator on men's perceptions of their own and their partner's sexual pleasure and satisfaction», *Men and Masculinities*, 19, 2016.

WEHRLI, F. S., BODENMANN, G. J., CLEMEN, J. y WEITKAMP, K., «Exploring the role of masturbation as a coping strategy in women», *International Journal of Sexual Health*, 36(3), 2024.

WEST, K., «I feel better naked: Communal naked activity increases body appreciation by reducing social physique anxiety», *The Journal of Sex Research*, 58(8), 2021.

—, «Naked and unashamed: Investigations and applications of the effects of naturist activities on body image, self-esteem, and life satisfaction», *Journal of Happiness Studies*, 19(3), 2018.

WETZEL, G. M. y SÁNCHEZ, D. T., «Heterosexual women's most reliable route to orgasm during partnered sex versus masturbation», *Journal of Sexual Medicine*, 5(2), 2021.

WHITE, J., SEPÚLVEDA, M. J. y PATTERSON, C. J., «Coverage, Access, and Utilization of Evidence-Based Health Care», *Understanding the Well-Being of LGBTQI+ Populations*, The National Academies Press, Washington, 2020.

WIBOWO, E. y WASSERSUG, R. J., «Multiple Orgasms in Men-What We Know So Far», *Sexual Medicine Reviews*, 4(2), 2016.

WILLIS, M. *et al.*, «The orgasm gap: Gendered sexual scripts and disparities in orgasm frequency», *Archives of Sexual Behavior*, 2018.

WISE, N. J., FRANGOS, E. y KOMISARUK, B. R., «Brain Activity Unique to Orgasm in Women: An fMRI Analysis», *The Journal of Sexual Medicine*, 14(11), 2017.

WYATT, R. B. y DE JONG, D. C., «Anxiousness and distractibility strengthen mediated associations between men's penis appearance concerns, spectatoring, and sexual difficulties: A preregistered study», *Archives of Sexual Behavior*, 49(8), 2020.

YANG, T.A. *et al.*, «Negative sexual messaging during childhood and adult sexual guilt: Long-term effects on sexual attitudes and behavior», *Journal of Sex Research*, 2024.

YU, C. K. C. y FU, W., «Sex dreams, wet dreams, and nocturnal emissions», *Dreaming*, 21(3), 2011.

YULE, M. A., BROTTO, L. A. y GORZALKA, B. B., «Sexual fantasy and masturbation among asexual individuals», *The Canadian Journal of Human Sexuality*, 23(2), 2014.

ZAVIAČIČ, M., ZAJÍČKOVÁ, M., BLAŽEKOVÁ, J., DONÁROVÁ, L., STVRTINA, S., MIKULECKÝ, M., ZAVIAČIČ, T., HOLOMÁN, I. K. y BREZA, J., «Weight, size, macroanatomy, and histology of the normal prostate in the adult human female: A minireview», *Journal of Histotechnology*, 23, 2000.

ZEBROFF, P., «Questionnaire for Turn-on Initiation Preference: Development and Initial Reliability and Validation», *The Journal of Sex Research*, 58(8), 2021.

ZHENG, J., ISLAM, R. M., BELL, R. J., SKIBA, M. A. y DAVIS, S. R., «Prevalence of low sexual desire with associated distress across the adult life span: an Australian cross-sectional study», *The Journal Of Sexual Medicine*, 2020.

ZOLNOUN, D., LAMVU, G. y STEEGE, J., «Patient perceptions of vulvar vibration therapy for refractory vulvar pain», *Sexual and Relationship Therapy*, 23(4), 2008.